„Baby save up all your tears,
you might need them some day!"
Gloria Estefan, `Cry in the Night´

Andreas Keck: Schneeblind
Ein Patientenroman

2. durchgesehene Auflage - April 2009

Die 1.Auflage erschien im Februar 2008

Lektorat: Jasmin Bär, Marion Alexa Müller
Titelbild: Thomas Manegold, Marion Alexa Müller
Zeichnungen: Andreas Keck
Satz, Layout, Umschlaggestaltung: Thomas Manegold
Druck & Bindung: Meta Systems GmbH, D-14641 Wustermark

periplaneta - Verlag und Mediengruppe
Marion Alexa Müller
Postfach: 580664
10415 Berlin

www.periplaneta.com

ISBN: 978-3-940767-04-2

Andreas Keck

Schneeblind

Ein Patientenroman

periplaneta

I.

Ich sehe keinen Sinn darin, zu erklären, warum ich hier bin. Am Ende sagten einfach alle, du musst hierher, anders geht's nicht mehr weiter, mit dir – mit mir.

Und jetzt bin ich eben hier. In einer psychiatrischen Klinik. Einer Anstalt. Einem Irrenhaus. Schweigen. Keiner antwortet.

Soll ich weitererzählen? Ja? In Ordnung.

Es ist eine Universitätsklinik. Angegliedert an eine Uni. Das heißt, hier wird Psychologie studiert. Erstes Semester, zweites Semester, drittes... In dem war ich auch, im Dritten. Als es losging. Aber ich studierte nicht Psychologie, sondern Zoologie. Hier in München. Komme eigentlich vom Land, mittlere Kleinstadt. Zwei Autostunden entfernt von München. Wo ich jetzt einsitze. Aber ich bin ja freiwillig hier. Könnte jederzeit wieder gehen. Müsste das nur mit Doktor Fink absprechen, meinem Psychiater.

Richtige Psychologen gibt's hier nicht. Nur Psychiater. Aber Doktor Fink ist anders. Er ist feinsinniger. Als diese Metzger. Die sonst hier herumstolzieren. Auf den Catwalks der Normalität. Das sind Chemiker hier, keine... Ach, was weiß ich. Auf jeden Fall sind sie normal, und ich bin es nicht. Und ich beneide sie dafür. Oh Gott, wie ich sie dafür beneide.

Und dann natürlich erst meinen Arzt, Doktor Fink, vielleicht sieben Jahre älter als ich. Ich bin vierundzwanzig. Und ich schwöre bei Gott, oder was mir heilig ist, ich weiß es nicht, das ist ja mein Problem, auf jeden Fall schwöre ich, oder besser gesagt, es ist einfach eine Tatsache, dass ich dreiundzwanzig Jahre lang kein Problem hatte.

Normale Probleme schon, alltägliche. Aber nichts Psychisches. Depressionen oder so was. Nichts davon. Was ist das!? Ich hatte Heuschnupfen, o.k., aber das war alles. Und Heuschnupfen ist, glaub ich, nicht psychosomatisch, oder. Zugegeben, ich hatte einen verfluchten Heuschnupfen. Es ging jeden März los und... O Gott, was tu ich hier. Einen schlimmeren Albtraum gab es für mich nicht, als Psychiatrie. Alles meinetwegen. Ein Arm weniger. Eine seltene Krankheit. Keine Eltern. Das wäre alles o.k. Aber nicht Irrsinn. Oder wie soll ich es nennen. Wahnsinn. Aber ich denke noch ganz klar. Bin auch nicht gerade dumm, oder wie soll man dazu sagen. War mal Schulbester.

Zum Abitur hin hat's dann nachgelassen. Und für Jura hat's dann nicht gereicht, der Notendurchschnitt. Da gab's die hübschesten Studentinnen. In Jura. Ich sah mir die Unis an, bevor ich mich entscheiden wollte. Und München gefiel mir, als Stadt. War hübsch. Und Zoologie. Na ja. Ich hab mich immer schon für Tiere interessiert. Mein Vater erzählt immer, dass ich jedes noch so kleine Kriechtier entdeckte, auf unseren Spaziergängen, mein Vater und ich, wir machten häufig Spaziergänge, oder Wanderungen, wie auch immer.

Schrecklich schöne Gegend, da, wo ich herkomm'. Auf jeden Fall ist mir kein Insekt entgangen, meinen Augen. Und dann hob ich es auf, zeigte es meinem Vater und wickelte es in irgendwas ein. Meistens in das Taschentuch meines Vaters. Damals hatte man noch Stofftaschentücher. Und mein Vater hatte immer eins dabei. Sauber. Nur meistens ein bisschen knittrig. Und dann tat ich das Ganze vorsichtig in meine Hosentasche oder ich trug es die ganze Wanderung lang in der Hand und spürte, wie es summte oder surrte oder krabbelte. Und daheim tat ich's dann in ein Aquarium, das ich mir flugs baute. Einrichtete. So, dass es möglichst schön aussah, wie die echte Natur eben, mit Farnen, Wurzeln, Steinen.

Und meist schon nach vier, fünf Tagen war das Tier dann tot. Ich wusste nie genau, was die genau fressen. Warf immer irgendwas hinein und wartete. Aber nirgends im Aquarium war es ausfindig zu machen, das Tier, meistens ein Insekt. Ich liebe Insekten. Und es war furchtbar, als es dann tot war. Na ja, wie komm ich jetzt darauf?! Ach so, ja, mein Vater, das Taschentuch, gerade musste ich mich schnäuzen, und es ist seins. Seine Initialen sind drauf. A. R.

Er hätte großes Vertrauen, mein Vater, in diesen Arzt, meinte er, als wir zum Vorstellungsgespräch hier waren, in Doktor Fink. Aber es war eigentlich kein Vorstellungsgespräch, sondern eher, wie könnte man sagen, eher ein Missverständnis. Also es war so, dass mein Bruder von einem befreundeten Medizinstudenten erfahren hatte, dass in München eine Klinik sei, in der es ein Verfahren gäbe, mit dem man feststellen könne, ob es, also das, worunter ich leide, ob das endogen oder exogen sei.

Exogen heißt von außen verursacht, also dass es äußere Gründe gibt, für meine Niedergeschlagenheit, wie zum Beispiel, dass meine Eltern gleichzeitig gestorben wären – was übrigens nicht der Fall war, auch nichts anderes. Es war einfach so passiert, über Nacht, aus heiterem Himmel.

Oder ob meine Sache endogen war. Das bedeutet, dass es von innen kommt, von einem Organ zum Beispiel. Denn dann wäre es gar nicht so schlimm. Dann wüsste man die Ursache und könnte gezielt dagegen vorgehen.

Und auf jeden Fall fuhren wir hin, nach München, mein Vater und ich, und gingen in die psychiatrische Universitätsklinik, Kirschbaumstraße 14, und fragten an der Rezeption nach diesem Verfahren. Der extrem massige Kerl hinter dem Glas schaute meinen Vater, der das Sprechen übernommen hatte, mit ungläubigem Blick an, und mein Vater, der ihn dann überfreundlich anlächelte und sich zehnmal entschuldigte, dass er es nicht genau wisse, dass er es eben nur gehört hätte, dass da ein Verfahren entwickelt worden sei, und er nannte es „Neues Verfahren“, ich erinnere mich noch genau, wie er sich herunterbeugte und dem Pförtner, der nichts verstand, höflich verkrampft lächelnd erklärte, „ein neues Verfahren“. Woraufhin der unsympathische Pförtner, der mir Angst machte, so von wegen Festbinden und Injizieren, vom Anblick meines verzweifelten Vaters erweicht, auf die Idee kam, dass wir erst mal im Ambulanzzimmer der Notaufnahme Platz nehmen sollten, da käme dann schon jemand, ein Arzt, der sicherlich Bescheid wüsste; und der Pförtner sah mich an, bevor er die Schließtür zur Notaufnahme frei schaltete, als wüsste er längst Bescheid, als bedürfe es keiner Untersuchung mehr, sondern wäre längst klar, dass es sich unmissverständlich um mich handelte, der untersucht werden sollte, und dass ich unmissverständlich ein Irrer war, ein psychisch Kranker, wie sie jeden Tag zu Hunderten an seinen Augen vorbei passierten, ihm, der zwar nicht schön anzusehen war und auch keine besondere Tätigkeit ausübte, der aber normal war und abends getrost nach Hause gehen konnte, was die anderen nicht konnten, die vielleicht zehnmal hübscher und intelligenter und beruflich erfolgreicher waren als er, aber eben nicht funktionstüchtig, wie er es war, funktionstüchtig.

Ich sah zurück auf den Pförtner, nachdem mir mein Vater einen aufmunternden und positiven Blick zugeworfen hatte, im Sinne von „Komm Junge, wir sind hier schon richtig, wir sind bald am Ziel, wir wissen bald, was mit dir los ist, es kann doch nichts Schlimmes sein, alles war immer in Ordnung, all die Jahre, das kriegen wir auch noch hin, schließlich leitete ich mal ein großes Aluminiumschmelzwerk und ich habe großes Vertrauen in diese Verfahrensweise und hörte, dass es die nur hier gibt, und München ist eine der fortschrittlichsten und modernsten Städte, und das ist eine Universitätsklinik und wir werden...

Auf jeden Fall warf ich einen kurzen Blick auf den fülligen und abschreckenden Pförtner und schmunzelte ihn an, versuchte zu schmunzeln, ihm zu zeigen, dass das ja alles eigentlich ein Witz war, dass ich ja genau wüsste, dass es kein Verfahren gäbe, und dass mein Vater ein netter und höflicher Spinner ist, der keine Ahnung hat, und dass ich überhaupt hier nicht hergehörte, und er mich nicht ein einziges Mal mehr wiedersehen würde.

Er erwiderte mein Schmunzeln nicht.

Und so saß ich mit meinem Vater auf der schmalen Bank eines Wartezimmers, in einem Gebäude, das mir mehr und mehr Angst machte, denn wenn es wirklich kein Verfahren gäbe, dann, dann könnten dieses Gebäude und dieses Personal mir eventuell zum schnellen Verhängnis werden. Dann könnte einer dieser Ärzte meinem Vater erklären, dass es gar keine Schande sei, einmal in der Psychiatrie gewesen zu sein, dass noch Betten frei wären, dass ich gleich heute Abend dableiben könnte.

Und genau so geschah es. Ein, auf meinen Vater besonders optimistisch wirkender, junger Arzt, Doktor Fink, erklärte, dass er nichts von einem solchen Verfahren wüsste und dass es in meinem Fall besser wäre...

Wir hätten wirklich Glück, meinte er im weiteren Verlauf der Unterredung, denn nachher um 15:00 Uhr sei Teambesprechung auf P 1, der Spezialabteilung für Depressionen, also Menschen, ähnlich wie ich, meinte er, die nicht zu den schwereren Fällen zählten.

Und bei dem Wort Spezialabteilung horchte mein Vater auf und sah mich hoffnungsvoll an. Und wir könnten beide teilnehmen, an der Teambesprechung, meinte Doktor Fink, und würden dann mehr erfahren. Dann könnte er auch noch mal genauer erfragen, ob doch vielleicht einer seiner Kolleginnen oder Kollegen etwas von diesem Verfahren wüsste.

Womöglich sei er einfach nicht genügend informiert.

In diesem Moment begann mein Gehirn zu arbeiten, hatte es sich doch die letzten Tage ausgiebig erholt. Gefahr! Alles ein Trick, beziehungsweise nicht ein Trick, denn dieser Arzt, dem ist wirklich Glauben zu schenken, aber mein Vater, dem beginnt dieser Arzt zu gefallen, wirklich zu gefallen, immer besser zu gefallen. Und als wir dann einen Stock höher in der Depressionsstation nun schon auf Stühlen, nicht mehr nur einer Holzbank warteten, bis im Konferenzraum die Interna des Teams besprochen wären, und wir vortreten könnten, als wir da so warteten, meinte mein Vater wohlwollend:

„Also dieser Arzt, wie heißt der noch mal?"

Und ich antwortete: „Ich glaube Spatz, oder Fink, ja Fink, Fink." „Ich glaube, Matthias, dieser Doktor Fink ist ein sehr tiefsinniger und feiner Mensch, der könnte doch was sein, oder. Weißt du, das wäre schon wichtig, wenn du hier bliebst."

„Was Papa, hier bleiben?"

„Na, jetzt wart mal, er will ja fragen, nachher, wenn wir dabei sind, ob es dieses Verfahren wirklich nicht gibt, aber weißt du, sonst, wenn es das wirklich nicht gibt, dann weiß ich auch nicht mehr, was wir mit dir tun sollen. Zurück nach Krummbach fahren, ich weiß nicht, Matthias, du bist jetzt seit fünf Monaten bei uns zu Hause, seitdem du dein Studium abgebrochen hast, und es wird nicht besser. Es wird doch nicht besser, oder. Oder wird es besser."

Ich saß da und hatte es gehört, in seiner Stimme, den Entschluss. Er war da. Er war längst gefasst. Und wenn ich nun nicht alle, aber wirklich auch alle Register ziehen würde, dann wäre es zu spät. „Herr Renert!"

Die Tür zum Konferenzraum wurde geöffnet und Doktor Fink kam einladend auf meinen Vater zu.

Nicht auf mich. Auf meinen Vater. Die beiden hatten sich gefunden. Sie waren ein Paar. Und er lächelte, mein Vater, er lächelte. Und Doktor Fink blieb ganz cool, ganz distanziert, professionell, was das Schlimmste war, denn dadurch wurde sein Eindruck auf meinen Vater nur noch verstärkt, sein guter Eindruck, sein äußerst guter Eindruck. Und er war wirklich gut, dieser Eindruck, auch auf mich, er wirkte vollkommen, dieser junge Arzt. Und gut sah er auch aus. Nicht nur gut, er sah zu allem Überfluss auch noch intellektuell aus, wie ein Philosoph, hager, ernsthaft, zu alt für sein Alter, schlank – Philosophen sind nie dick.

„Bitteschön!"

Wir nahmen Platz. Und Doktor Fink führte uns ein. Ich glaube, es war relativ unkonventionell, dass er uns einfach mitnahm, in eine Ärztebesprechung. Das war wahrscheinlich nicht der Normalfall, und ich hatte nicht die leiseste Ahnung, was dieser Doktor Fink nun vorhatte, was sein Plan war. Er stellte mich und meinen Vater kurz mit Namen vor und sagte dann, wir sollten doch am besten selbst vortragen, weswegen wir hier seien. Und er sah meinen Vater an, der sofort verstand, sich räusperte, auf einen Schlag furchtbar ernst dreinblickte, das gute Dutzend weißer

Ärzte um uns herum kalkulierte und dann, wie in einer der Vorstandsitzungen seines Aluminiumschmelzwerkes, das er einst leitete, einführte:

„Also ja, ich erkläre es wirklich am besten selbst, weshalb wir hier sind.“

Und wie er so redete, hatte ich für einen kurzen Moment wieder die Gewissheit, es gäbe in der Tat ein neuartiges Verfahren, mit dessen Hilfe man mich im Anschluss an diese Unterredung untersuchen könnte, um dann genau festzustellen, was denn der Grund für meine nun schon fünf Monate lang anhaltende Verzweiflung sei.

Ich sah mir die Ärzte an, während mein Vater vorsprach, bemerkte, wie sie sein Äußeres musterten, seine Handbewegungen, seine Haltung, sah, dass sie mehr auf den Tonfall und die syntaktische Richtigkeit seiner Sätze achteten, als auf den Inhalt, und wusste, dass wir beide längst verloren hatten. Nur Doktor Fink sah meinen Vater noch ernstnehmend an.

Ich hatte das Gefühl, mein Vater verwechsle die Themen. Als schriebe er in diesem Moment die Abschlussprüfung seines Lebens, einen Aufsatz, und als wäre der eine eindeutige Themaverfehlung. Wir gehörten einfach nicht hierher. In diese Besprechung. Der Ärzteschaft. Mein Vater und ich. Und wie mein Vater redete. Er hat Kaufmann gelernt. Und so redete er auch. Natürlich schon wie ein Firmenchef, rhetorisch gewandt, zielsicher, gewinnversprechend, aber letztlich eben doch wie ein Kaufmann. Und nicht wie ein Wissenschaftler. Von denen hier zwölf versammelt waren. Und als er geendet hatte, sah er auffordernd, mit ernsthaft zusammengepressten Lippen seinen Doktor Fink an und wartete auf eine Antwort. Und Doktor Fink sagte, dass er nichts von einem solchen Verfahren wisse, aber womöglich wisse einer der Anwesenden Bescheid, darüber.

Schweigen. Hände gingen an Nasen, um peinlich berührt zu kratzen, Lippen wurden leicht bewegt, um den Anschein von Nachdenken zu geben. Und alle Blicke landeten schließlich bei einem Arzt, der am anderen Ende des Konferenztisches saß, und saugten sich an seinem Antlitz fest. Chefarzt Martens, schneeweißes Haar, riesiges Gesicht, ausufernde Augenbrauen. Er sammelte die Blicke seiner Untergebenen, fixierte dann mich, meinen Vater schlichtweg ignorierend, und sagte:

„Was ist denn Ihr Problem?"

„Mein Problem?!" fragte ich verwundert.

„Ja!"

„Ich weiß es nicht. Also, ich meine, ich bin einfach, ich weiß nicht, was ich habe."

Doktor Martens sah weiterhin nur mich an und fuhr fort:

„Sie wissen nicht, was Sie haben? Dann ist ja alles in Ordnung, oder?" Und bei dem „oder" sah er mich an wie Gott Vater selbst. Voller Wissen, Güte und Weisheit. Und diese wissende Güte gab mir zu verstehen:„Du musst keine Angst haben, jetzt komm erst mal zur Ruhe, wir werden uns um dich kümmern, am besten ist, du bleibst erst mal hier, hier bei uns, schau mich an, denkst du ich bin ein Ungeheuer oder die andern hier, wir sind Ärzte, und Ärzte sind gut, Ärzte helfen, und wir werden dir helfen, wenn du jetzt kooperierst, aber nur wenn du jetzt kooperierst."

Ich sah ihn an, mit aller Entschlossenheit, die ich in meiner Situation noch aufbringen konnte, und das war eine ganze Menge, wenn man bedenkt, dass ich in dieser Situation jetzt schon seit etwa fünf Monaten bin, und dass diese Situation ein ununterbrochener Zustand von...., ich sah ihn an, mit letzter Kraft, und antwortete auf seine Aussage, dass dann ja alles in Ordnung sei?!, mit „Ja!!“ und lächelte. Und sah meinen Vater an und lächelte. Und ich meinte es wirklich ernst, in diesem Moment, sonst hätte ich nicht so siegessicher lächeln können, sagend, ich habe mich nur im Raum geirrt, im Gebäude, in der Stadt... wir sind auch gleich wieder weg, mein gutmeinender Vater und ich.

Und dann schwafelte ich irgendetwas von wegen Missverständnis bezüglich dieses Verfahrens, und dass wir doch eigentlich deswegen hier seien und aus keinem anderen Grund sonst, und dass es nicht nötig sei, dass ich hier bliebe, und säte so geschickt Verwirrung, dass am Ende Doktor Martens nichts anders übrig blieb, als mir und meinem Vater verständlich zu machen, dass wir natürlich heute wieder weggehen könnten, zusammen, dass es aber eigentlich ein Fehler sei, und dass es sich mein Vater genau überlegen solle, und ob Selbstmordgefahr bestünde, bei mir, und dass ich dann noch diese Erklärung hier unterzeichnen müsste:

Hiermit bestätige ich, dass ich zum jetzigen Zeitpunkt nicht den Wunsch verspüre, mich zu suizidieren, oder so ähnlich, denn falls ich das nicht unterzeichnete, hätten sie, das heißt die Klinik, eine gesetzliche Verpflichtung, mich hier zu behalten, bis dieser Wunsch – dieser innige Wunsch, oh ja, dieser innigste Wunsch – verschwunden sei.

Ich, na ja, ich unterschrieb und sah meinen Vater an, der bedenklich die Augenbrauen hob und furchtbar traurig aussah. Und er sagte vor versammelter Ärzteschaft: „Es ist deine Entscheidung, Matthias.“ Ach ja, genau, so heiße ich. Matthias. Es ist deine Entscheidung! Und ich nickte und nickte nur, und tat so, als wäre ich im Vollbesitz meiner Kräfte, meiner geistigen, psychischen und physischen, während ich zu einem großen M ausholte und der Rest meines Namens sich in Form fein gekräuselter Wellenlinien anschloss. Vom Nachnamen, für den ich den Stift erneut ansetzte, war eigentlich gar nichts mehr erkennbar, außer einem Kreuz am Anfang und einer krummen Schleife am Ende. Ich sah nicht auf dabei, während ich unterschrieb, weil hätte ich auch nur einen Moment gezögert, dann hätte einer von denen gezögert und dann noch einer und noch einer, und dann hätte ich hier bleiben müssen, hätte ein Bett gekriegt, wie sie es nannten. Ein Bett.

Was ist das. Wozu brauche ich ein Bett. Ich habe kein gebrochenes Bein. Ich muss nicht liegen. Obwohl ich das seit Wochen tue. Ich stehe nicht mehr auf. Ich bleibe einfach im Bett. Ich bleibe liegen. Denn wenn ich liege, spüre ich wenigstens nicht mehr so viel. Von dem, was ich nicht mehr bereit zu spüren bin. Was ich so hautnah spüre, wenn ich wach bin. Dass es mich zerreißt. Deshalb liegen. In immer einer Stellung. Denn wenn du dich bewegst, auch nur einen Millimeter, dann spürst du es, das Leben, und das ist wirklich alles andere als akzeptabel. Alles andere.

Jetzt habe ich ein Bett hier. Jetzt bin ich in der Psychiatrie. Seit einer Woche. Aber an jenem Freitagabend fuhren wir tatsächlich wieder nach Hause, zusammen, mein Vater und ich. Ich kann mich an keinen Tag erinnern, an dem ich mit so viel Elan in den Wagen meines Vaters einstiegen war, wie an jenem Abend, nachdem wir das Klinikgebäude verlassen hatten, wie zwei normale Menschen, von denen keiner je in der Psychiatrie gewesen ist – was man einem ja ein Leben lang nicht vergisst, was nie wieder abwaschbar ist, Psychiatrie – und wie wir dann gemeinsam zu seinem großen vertrauten Mercedes gingen und einstiegen. Aber er sagte nichts. Mein Vater. Und das gefiel mir nicht.

Irgendwie wusste ich, dass ich etwas kaputt gemacht hatte. Und zwar irreparabel. Und dass er mir nicht mehr glaubte, mein Vater. Und das hatte er getan, bisher. Felsenfest. Jedes Wort, das ich sprach. Ich tat es ja selber. Ich glaubte mir. Aber nachdem er den Motor gestartet hatte und in die stark befahrene Lindwurmstraße eingebogen war, da spürte ich, dass sich etwas verändert hatte, in ihm. Und ich hätte losschreien können, heulen, dass er mir wieder Vertrauen schenken solle, sein volles Vertrauen, auf der Stelle, dass ich es ansonsten nicht aushalte. Aber ich konnte auch nichts sagen, in diesem Moment. Ich hoffte nur, dass er weiterfahren würde, immer weiter, gerade aus und rechts und wieder gerade aus und weiter und weiter.

Und dann unterbrach er die Stille mit einer Frage. Ob ich Hunger hätte. Ich wusste, er wollte nun einkehren, zu Abend essen. Seine Lieblingstätigkeit. Essen in Gasthäusern. Ja. Natürlich. Und wie. Sehr sogar. Ich habe Hunger. Und ich konnte aufatmen, weil ich wusste, dass ich jetzt das Richtige geantwortet hatte. Dass er jetzt gleich irgendwo parken würde, um mit mir hineinzugehen, in eine gemütliche Gaststätte, gehobene Preisklasse. Wo wir uns wohlfühlen könnten, zusammen genießen könnten. Und als er mich fragte, ob ich nicht mit ihm zusammen Fisch essen wolle, da wusste ich, dass alles wieder im Reinen war.

Und wir aßen Fisch. Forelle. Blau.

Dazu Pellkartoffeln. In geschmolzener Butter. Nicht Fischstäbchen. Wie heute Mittag. Aus der Klinikgroßküche. Sondern Forelle. Sich zart von den Gräten abtrennende Fischhäppchen. Keine fettigen Krusten zerbrochener Stäbchen. Von denen jeder gerade mal fünf Stück erhielt. Vier Halbe und drei Ganze. Die eine Mitpatientin ausgeteilt hatte. Eine von den sogenannten Depressiven meiner

Station, mit denen ich mir vorgenommen hatte, kein Wort zu wechseln, kein Sterbenswörtchen. Damit sie bemerkten, dass ich eigentlich nicht hierher gehörte. Arrogant – nein, das bin ich nicht. Ich komme eigentlich mit jedem klar – sofort, auf der Stelle. Aber hier gehöre ich nicht her. Das war mir von Anfang an klar.

Wie sie mich angesehen hatte. Diese Patientin. Als sie die uringelben Fischstäbchen mit einer Engelsgeduld verteilte. Einer Engelsgeduld und Langsamkeit, die mich erschaudern ließen. So voller Verbitterung und Hass war sie. Und sämtliche Stäbchen zerbrachen in der Mitte. Aber keiner sah sie an deswegen. Als wäre es ihnen sowieso egal. Sie wirkte beinahe stolz, in ihrer Bedächtigkeit, ihrer Verbitterung.

Solchen Menschen sieht man alles an. Das ist wirklich Depression, nehme ich an. Die haben ihre Nische gefunden. Beneidenswert. Oh ja. Gut geht's denen nicht. Aber sie wissen, was sie haben. Sie haben eine Depression. Was man von mir nicht behaupten kann. Ich weiß nicht, was ich habe.

Heute Abend auf jeden Fall habe ich das erste Gespräch. Mit ihm. Doktor Fink. Und ich werde keinen hier ansprechen. Ich will nicht arrogant wirken. Aber ich werde mit niemandem sprechen. Solange wie möglich. Vorhin hat mich einer gefragt, ob ich neu sei. Hier. Der war ja ganz nett. Aber ich tat so, als hätte ich ihn nicht gehört.

Aber ich wollte an anderer Stelle weitererzählen. Da, wo mein Leben noch in Ordnung war. Außerklinisch war. Was es jetzt nicht mehr ist. Nie mehr ist. Denn wenn du erst mal hier bist, hast du die doppelte Pein. Die Verzweiflung. Und die Klinik. Und wenn du auch wieder hundertprozentig gesund werden würdest, du würdest hier gewesen sein, in einer psychiatrischen Klinik, und das würde dir dein Leben lang anhängen.

Und so tat ich auch alles, in der nächsten Woche, daheim, bei meinen Eltern, damit es nicht soweit käme. Die ersten Tage im Tulpenweg waren auch wirklich gut. Es schien, als wäre ich wieder voll hergestellt, völlig in Ordnung. Ich ging sogar spazieren. Am nächsten Morgen. Im Wald. Hinter unserm Haus. Und als ich zurückkam, empfing mich meine Mutter an der Tür, mit feuchten Augen, und sagte:

„Mein Junge, ich versteh das nicht, jetzt siehst du wieder so gut aus, jetzt könnte man meinen, es sei alles in Ordnung."

Und ich lächelte sie an und sagte: „Ja, ich glaube, es wird wieder gut mit mir, es geht wieder bergauf, der Tag in der Klinik hat mir die Augen geöffnet, wahrscheinlich muss ich mich einfach ein bisschen mehr zusammenreißen."

Der Tag darauf war dann auch noch o.k. Ich wollte sogar baden gehen. Im Stützen-Weiher. Der Sommer begann gerade. Ich war aufgewacht, am Morgen, mit Vogelgezwitscher, von draußen, kristallklar, wie in der Kindheit, vielversprechend, alles versprechend. Ich hatte mich sogar rasiert. Was ich seit Tagen nicht mehr getan hatte. Meine Badesachen zusammengesucht.

Mich aufs Rad gesetzt. Losgefahren. Und mitten auf der Strecke daran gedacht, dass der ganze Grund für meinen bisherigen Zustand das Studium gewesen sein muss. Die Wahl des falschen Studienfachs. Des Rätsels Lösung sozusagen.

Und ich radelte schneller.

Dann sah ich, als ich aus dem Wald herauskam, die roten Zwiebeltürme der Klosterkirche Weihenburg in der Ferne, und in diesem Moment wurde mir wieder ganz anders. So wie immer eben. Wie eine Schussfahrt mit dem Fahrrad ins Tal. Ein Tal, das nicht enden will. Ohne Lenker. Ohne

Stange. Ohne Sattel.

Nach zehn Minuten war ich daheim, brach vor meiner Mutter nieder und weinte. Solange, bis ich nichts mehr spürte. Bis ich nass war. Bis ich die Nässe bemerkte und die Tränen nichts mehr mit den Augen zu tun hatten, sondern zum Gesicht geworden waren. Zu meinem Gesicht. Das meine Mutter dann nicht mehr wiedererkannte. Ich hörte wie sie irgendetwas vor sich hinseufzte:

„Nach der Erfahrung der letzten Tage, wo du so warst wie früher, wie man dich kannte, wie dich jeder kannte, und kennt."

Und meine Mutter nahm mich zu sich und erzählte mir, wie ich früher war. Und ihre Worte waren wie heiße Schokolade. Für eine Sekunde. Karamell für meine blankgeheulte Seele. Ich wusste jetzt, dass ich lange genug geweint hatte. Dass sie mich erhört hatte. Denn ich konnte mich daran erinnern, wie ich war, für eine Sekunde, wie ich früher einmal war. Doch gleich nach dieser Erinnerung wurde mir bewusst, wie ich jetzt war, wie gegensätzlich, zu dem. Und dann flehte ich meine Mutter an, mir zu sagen, warum es so gekommen sei. Ob nicht sie es wüsste. Sie kenne mich doch. Sie müsse den Grund kennen. Oder.

Aber sie hatte keine Ahnung. Keinen blassen Schimmer. Nur leid tat ich ihr, endlos leid.

Weinen beinhaltet zwei Möglichkeiten. Zum einen kann man solange weinen, bis man sich endlich wieder spürt. Oder aber man spürt sich zu stark; dann weint man solange, bis nichts mehr von einem da ist.

Der Körper schüttelt sich aus. Er stottert. Er verliert seine Funktion, seine eigentliche. Krümmt sich zusammen, verkleinert sich, verkleinert seine Oberfläche, damit nicht so viel hineinkommt, von außen. Er gehorcht nur noch dem Inneren. Das sonst verschlossen bleibt. Aber hier regiert es. Und es regiert auf bizarre Weise. Lässt ihn lächerlich erscheinen.

Wie einen Idioten. Oder besser gesagt, macht ihn zum Idioten.

Klares Anzeichen dafür, dass es, das Innere, mit dem Rest von uns nichts anzufangen weiß. Shake it, baby, shake the shit.

Hier, in diesen Hallen, wird mich keiner weinen sehen. Aber vermissen werd ich es schon. Ach, wem erzähl ich das. Dass mich jetzt hoffentlich keiner für einen Schwächling hält, einen flennenden Schwächling. Dann hat er oder sie nämlich noch nie geweint, wirklich geweint. Es ist nämlich mitunter das Stärkste. Man geht an die Grenze. Man presst nur noch und presst und presst. Und wenn kein Salz mehr da ist, drückt man weiter. Man wimmert. Erzeugt derartig kurze Atemfrequenzen, dass man in diesem Moment das ganze System unter Kontrolle hat, für einige Sekunden. Schließlich bestimmt man etwas, das Atmen, das sonst einen selber bestimmt.

Hu hu hu hu. Wie ein Kehrvers, ein Refrain. Aber wem erzähl ich das. Hier werde ich jedenfalls nicht mehr so ausfällig und so herrlich weinen können wie zu Hause.

Mein Hoch war also zu Ende, damals. Bereits nach zweieinhalb Tagen. Und meine Eltern sahen mich höchstverdächtig an. In Punkto Aktion. Psychiatrie-Aktion. Und als sie es aussprachen, dass ich es doch sehen müsse, dass es nicht besser würde, eher schlimmer, und dass sie bald selber auch nicht mehr könnten, dass sie sich bald selbst einweisen könnten, wenn es so weiterginge, in diesem Moment, das muss ich an dieser Stelle zugeben, fand ich die Idee auch gar nicht so schlecht. Ich willigte ein.

Ich willigte wirklich ein.

Und dann sagte mein Vater, dass er heute Mittag bereits angerufen habe. Wir könnten kommen. Morgen Vormittag. Er hat mit einer Schwester gesprochen. Die war sehr nett.

„Hm Matthias. Was meinst du. Denk doch mal an deinen Arzt, Doktor Fink. Ich glaube, so ein Glück hast du nicht mehr. So einen Arzt. Der interessiert sich auch für dich."

Das habe er gemerkt, mein Vater. Ja gut. Es war mir egal. Es war mir wirklich egal in diesem Moment. Scheißegal. Ich war mir egal. Ich hatte aufgegeben. Meinen Willen. Meinen Widerwillen gegen Psychiatrie. Es ist ein Krankenhaus, sagte ich mir. Sagte ich mir noch den ganzen Abend lang, ein Krankenhaus. Für Menschen mit Krankheiten. Aus Mauern, Steinen, Mörtel, Sand, Wasser. Und Geist. Einer corporate identity. Einem Image. Wie Nike. Oder Sony. Nur nicht so cool. Aber was heißt „nur nicht so cool". Interessante Typen waren schon in der Psychiatrie gewesen. Hemingway. Gleich dreimal. Hesse.

Es hat auch was Geniales. Und ein bisschen Touch von Genie hatte ich schon immer. Mein Deutschlehrer sagte, dass er schwer befürchte, dass ich ein Genie wäre und dass er mich nicht verstünde. Aber seine Vermutung wiege schwer.

Ich warnte meine Eltern, auch nur ein Sterbenswörtchen zu erwähnen, vor irgendjemandem. Wenn auch nur einer davon erführe. Dann würde ich, dann könnte ich...

Ich wusste nicht mehr, mit was ich drohen konnte. Das meiste war abgenutzt. Vor allem meine Glaubwürdigkeit. Es war ihnen immer wichtig gewesen, was ich sagte, meinen Eltern, und wie ich es sagte. Elend wichtig. Aber in den letzten Monaten hatte ich mir derart oft widersprochen, dass mein Kontostand allmählich kleiner wurde. Ich war bereits auf Dispo. Aber abgeschrieben hatten sie mich noch nicht. Kreditwürdig war ich schließlich noch. Sie mussten nur merken, dass ich wirklich leide, abgrundtief leide, und dann stieg mein Guthaben wieder an. Ich litt auch wirklich. Wenn das jemand bezweifelt. Dann.

Ich wusste nur nicht, und weiß immer noch nicht, woran.

In einer Stunde ist meine erste Sitzung, mit Fink. Ich wollte mir ein bisschen die Klinik ansehen, vorhin, da sagten sie mir, dass gerade einer auf Station selbstmordgefährdet sei und deshalb die Station geschlossen bleiben müsste. Und es auch besser sei, für mich, in der ersten Zeit erst mal auf der Station zu bleiben. Das sagte eine Krankenschwester zu mir, eine Krankenschwester. Und ich nickte nur. Und ich wusste, dass nun einiges nicht mehr funktionieren würde, aus meinem Repertoire.

Aber ich wusste nicht, was ich nun tun sollte, hier, auf der Geschlossenen.

Da war der Stationsgang, in Form eines L. Alles roch nach einer bestimmten Art von Reinigungsmittel. Der Boden glänzte gummiert. An den Gang grenzte der Speisesaal. Außer Tischen und Stühlen waren da noch eine große abgesessene Couch und mehrere Sessel, ein Fernsehgerät und ein Aquarium. In einer Ecke des Speisesaals war die Raucherkammer, ein achteckiger Glaserker, der in den Klinikinnenhof hineinhing. Ständig bevölkert. Obwohl es der hässlichste und stinkendste Ort eines noch schlimmeren Überortes war. Ach ja, und das Ganze liegt im ersten Stock. Zu niedrig, um zu springen. Und trotzdem die Fenster komplett vergittert. Nicht Gitter. Nein. Keine Klinken. Zum Öffnen. Fenster ohne Klinken. Sagt man Klinken dazu. Ich weiß es nicht. Auf jeden Fall keine Möglichkeit, die Station auf welchen Weg auch immer zu verlassen. Und ich war freiwillig hier. Einfach pervers.

Also, nachdem ich nicht raus konnte, entschied ich mich, im Stationsgang auf und ab zu gehen. Im Speisezimmer waren zu viele Leute. Potentielle Gesprächspartner... Ich ging langsam. Ich wusste noch nicht, was man in einer Psychiatrie tat. Ich musste also langsam gehen. Der Gang war schließlich nicht lang. In Form eines L. Aber das sagte ich ja schon. Falls ich mich wiederholen sollte, dann bitte... Ja, und ich war gezwungen, die Bilder anzusehen, die an den Wänden hingen. Ab und zu kam nämlich eine Schwester vorbei und wunderte sich darüber, was ich im Gang suchte. Dann tat ich so, als sähe ich mir die Bilder an.

Gauguin. Eine gute Wahl für eine Nervenklinik. Nichts Beunruhigendes. Südseemädchen. Freilich etwas apathisch im Ausdruck, aber üppig. Rund und üppig. Den Anschein von Leben erweckend. Blühendem Leben. Behangen mit Ketten aus Orchideen. Aus deren Saft man Pfeilgift herstellen konnte. Nein. Nicht zynisch werden, Matthias. Das steht dir erstens nicht. Und zweitens steht es dir nicht zu. Nicht in deiner Situation. Der Situation einer geschlossenen Station.

Ach ja, und da ist dann noch das Schwesternzimmer. Genau da, wo das L einen Knick macht. Da musste ich auch immer dran vorbei. Und dann sahen sie heraus. Zusammensitzende Krankenschwestern. Sich unterhaltende Krankenschwestern. Sahen, dass ich zum x-ten Mal vorbeikam. Den Gang entlang. Und schauten unschlüssig. Auf mich. Wahrscheinlich weil ich neu war. Weil sie mein Gesicht noch nicht kannten. Oder weil sie sich wunderten. Was ich dort suchte, auf dem Gang.

Nach etwa einer halben Stunde kam eine von ihnen heraus, stellte sich vor mich hin, mir in den Weg, und fragte mich freundlich:

„Na, wie gefällt's Ihnen hier bei uns?!“ Dabei sah sie mich mit ihren weit hervortretenden Augen unausweichlich an. „Ja“, entgegnete ich.

„Sie werden sich schon noch eingewöhnen“, fuhr sie fort. „Wir haben viele Patienten, die uns, sobald sie wieder gesund sind, sogar hier hin und wieder besuchen kommen!“

„Aha“, entgegnete ich.

„Sie werden schon sehen. Das ist gar nicht anders hier bei uns. Und wir können vielen helfen. Sie brauchen keine Angst haben.“

Dabei sah sie mich mit einem überallesgewinnenden Lächeln an und nickte mir zustimmend zu. In der Kopf-Hoch-Manier. Ich wurde aber das Gefühl nicht los, als wäre eine gewisse Schadenfreude über die Tatsache, dass ich jetzt doch hier gelandet war, in den tiefsten Tiefen ihrer Lachfältchen auffindbar.

Ich sagte Ja.

Sie hatte aber mehr erwartet als nur ein Ja und fügte nun in endloser Güte hinzu:

„Ich bin Schwester Helga, auf jeden Fall.“

Darauf konnte ich nun wirklich nichts erwidern.

„Und wenn es Ihnen nicht gutgeht, dann kommen Sie zu mir, o.k.?“

Und sie sah mich mit ihren orangefarbenen Haaren Hilfe versprechend an, und ich dachte mir: „Was willst du dann machen, Schwester Helga, falls es mir wirklich schlecht geht. Sag mir das bitte. Was willst du dann machen. Mir eine kleine Tablette geben. Gib es zu. Mir Tabletten geben. Ja, was kannst du sonst tun. Du würdest es tun. Du würdest es gerne tun. Und hättest nicht mal ein schlechtes Gewissen dabei. Du würdest denken, dass du mir tatsächlich hilfst."

Und in diesem Moment tat sie mir fast leid. Diese Paarung von Nächstenliebe und Pharmazeutik. Die sie selbst nicht durchschaute. Denn lieb war sie schon, denke ich. Aber die Brutalität, einem hierfür Tabletten zu verabreichen, verschüttete diese Liebe derart, dass nur noch schiere Naivität erkennbar war, für mich, in diesem Moment. Naive brutale Liebe.

Ich tat also so, als wäre ich nun besserer Dinge, nachdem ich sie kennengelernt hatte und ihren Namen kannte und wollte sogleich in den Gang zurück. Weitergehen. Auf und ab. Den Gauguin ganz hinten in der Ecke hatte ich noch nicht genau besehen. Ich merkte aber, dass Schwester Helga sich nicht von der Stelle rührte und mir vielleicht auch gleich was verabreicht hätte, wenn ich jetzt noch mal in diesen Gang zurückgegangen wäre.

Ich musste woanders hin. Also lächelte ihr mit einem Hauch von Hoffnung ins Gesicht, ging an ihr vorbei und dann demonstrativ in den Gemeinschaftsraum hinein. Drei, vier andere Patienten saßen auf dem Fernsehsofa, Werbung lief, eine weitere räumte die Reste vom Abendessen ab und zwei saßen im Rauchererker und sprachen miteinander. Sie hielten kurz inne, als eine der beiden der anderen das Feuer hinhielt, und sprachen dann angeregt weiter. Aber angeregt ist nicht das richtige Wort. Eher... Ach ich weiß es nicht. Ich setzte mich auf jeden Fall auf den vergilbten Lederarmsessel neben dem Aquarium nieder und betrachtete die Fische.

Wunderte mich, dass auch sie so verlangsamt umherschwammen, wie die Menschen hier.

Alle gingen langsam, gemächlich.

Ihre Gesten waren spärlich, und in ihren Gesichtern waren sehr wenige Züge erkennbar. Sie waren alle recht unterschiedlich, schienen sich aber in mehreren Punkten doch einig zu sein. Sie kamen mir wie eine feste, undurchdringbare Gemeinschaft vor, deren Verhaltenskodex genau feststand und ihnen dadurch ein Minimum an Sicherheit bot. Unklar war mir nur, wie ich hier eine Rolle spielen sollte.

Ich sah wie gebannt in das Aquarium, als gäbe es nichts anderes auf der Welt. Als könnten sie mich beneiden, für die Aussicht, die ich genoss, zwischen Guppys, Wasserfarn und Neonfischen.

Ich liebe Aquarien. Das ist eine Tatsache. Aber dieses Aquarium hasste ich. Noch bevor ich hineingesehen hatte. Es gehört nicht hierher. Es gehörte in eine andere Welt. In jene Welt, in der ich mich zwei Jahrzehnte lang normal bewegt hatte, bevor ich so wurde, wie ich wurde.

In diesem Moment verschwand der Schwarm Neonfische hinter der großen dunklen Wurzel, die in der Mitte des Beckens stand. Die gehörte hierher. Ein schweres, öligschwarzes Ungetüm, das gut die Hälfte des Aquariums ausmachte und dessen Fangarme bis an die Vorderscheibe des Aquariums reichten. Die Fische schien das nicht zu stören. Sie schwammen einfach drum herum. Ich hätte so was nicht akzeptiert. Ich hätte versucht, etwas gegen diese Wurzel in meinem Becken zu unternehmen.

„Du bist noch nicht lange hier, oder?!“

Ich fuhr herum. Auf dem Sofa neben mir saß eine Patientin, die ich bis dato nicht gesehen hatte. Sie hatte langes blondes Haar und helle wasserblaue Augen.

„Warum starrst du immerzu in dieses Becken?!“, fragte sie

mich, da ich auf ihre erste Frage noch nicht geantwortet hatte. Zu überrascht war ich über diese Erscheinung. Sie war noch jünger als ich. Obwohl ich geglaubt hatte, definitiv der Jüngste zu sein, hier. Und sie war hübsch. Sehr hübsch.

„Ich hatt... ich hatte auch mal ein Aquarium", sagte ich, und sowie ich es aussprach, dachte ich mir: „Oh Gott, was für ein schlechter Satz. Ich hatte auch mal ein Aquarium. Sowas darfst du unter gar keinen Umständen zugeben. Typen mit Aquarien sind so ziemlich das Letzte, meistens..."

„Das ist ja interessant", erwiderte sie. „Ich hatte nämlich auch mal eins."

Ich war beruhigt über ihre Antwort. Aber jetzt folgte eine lange Sequenz des Schweigens. Denn was soll man sagen, über Aquarien, die man einmal gehabt hat. Unsere Begegnung war umso schwieriger, da ich niemals mit so einem Mädchen hier gerechnet hätte. Und mir war klar, dass ich, würde ich mich auf sie einlassen, das Ganze hier in irgendeiner Weise akzeptieren müsste. Oder besser gesagt, akzeptieren würde. Ich sah sie an, sah in ihr reines, schneeweißes Gesicht und sagte:

„Ich bin erst..."

In diesem Moment, hörte ich hinter mir eine durchdringende Stimme „Herr Renert?" sagen.

„Ja, das bin ich."

Beruhigt, meinen eigenen Namen zu hören, drehte ich mich ruckartig um und sah Doktor Fink. Eigentlich hätte ich gedacht, ihn freudiger anzutreffen, wiederzusehen. Denn seit jenem ersten Klinikbesuch waren wir uns nicht mehr begegnet.

Ich meinte, er würde sich freuen, mich hier zu sehen.

Dass er überrascht sein würde. Aber das war er nicht. Er

stand da wie ein Fremder. Einer, der mir und dem ich noch nie begegnet war.

Viel Zeit war doch nicht vergangen, seitdem wir uns das letzte Mal gesehen hatten. Und er war doch so erpicht darauf gewesen, mich hier zu haben, mich zu behandeln. Seine neutrale Art jetzt machte mir fast Angst. Es war ein ähnliches Gefühl, wie wenn beim Eiskunstlauf, dem man im Fernsehen voll Bewunderung folgte, der Eiskunstläufer plötzlich stürzte, ganz unvermittelt, und aus heiterem Himmel Form, Figur und Linie zerbrachen, und dann der Läufer unbeholfen, als lächerliches Knäuel am Boden lag.

Doktor Fink fragte mich, ob ich um 18:00 Uhr Zeit hätte, für ein erstes Gespräch. Welche Frage. Natürlich hatte ich Zeit. Was sollte ich schon tun hier?!

Er erklärte mir noch, wo ich das Beratungszimmer finden könnte, und sagte dann:

„Also bis später!"

„Ja bis später",

entgegnete ich hilflos, und drehte mich schnell um, um jenem Mädchen verständlich zu machen, warum ich hier war und warum dies alles ein großes Missverständnis war. Ein Missverständnis, das ich selber jedoch auch nicht verstand. Sie war weg. Fort.

Mich nochmals hinsetzen und ins Aquarium stieren, das konnte ich auch nicht. Sonst würden sie vielleicht wirklich denken, dass ich verrückt bin. Erst gehe ich endlos den Gang auf und ab, starre auf an Wänden hängende Bilder und dann setze ich mich vor ein Aquarium und glotze nichtssagende Süßwasserfische an.

In diesem unglückseligen Moment erinnerte ich mich glücklicherweise daran, dass mir der Aufnahmearzt am Tag zuvor zwei Stöße DIN A4 in die Hand gedrückt hatte, ich solle das in den nächsten Tagen ausfüllen, es habe Zeit. Fragen, mit deren Hilfe man leichter feststellen könne, worunter ich leide. Einfach ankreuzen. Ja oder Nein.

Ich ging lockeren Schrittes in mein Zimmer, übersah demonstrativ meine, auf ihren Betten liegenden oder schlafenden, ich weiß es nicht, Zimmergenossen. Holte meine Kollegmappe hervor, glücklich darüber, im nächsten Moment einen Stapel anfassbarer Blätter in den Händen zu halten, die mich hoffentlich über die nächste halbe Stunde, bis das Gespräch mit Fink begann, hinüberretten konnten, fand aber keinen Stift.

Die Blätter fest in Händen, verließ ich das Zimmer, abermals ohne meinen Leidensgenossen einen Blick zuzuwerfen, ging auf den Gang und Richtung Schwesternzimmer. Sie sollten sehen, dass ich etwas in Händen hielt. Dass ich ganz normal sein konnte. Ich würde sie nach einem Kuli fragen. Sie würden den Stapel Blätter sehen und würden verstehen.

Überhaupt würde ich mich normaler verhalten müssen, in den nächsten Wochen.

Ich rechnete mit etwa vier Wochen, bis sie mich hier wieder gehen lassen würden. Und damit sie mich hier auch wieder gehen lassen, müsste ich einen guten ersten Eindruck hinterlassen. Ja. Wie ein Patient eben. Ich würde schon noch lernen, wie sich ein Patient der Psychiatrie verhielt. Schließlich war ich das erste Mal hier. Und das letzte Mal. Egal. Nein. Auf jeden Fall gaben sie mir – Schwester Helga – sichtbar erleichtert über mein Anliegen, einen Kuli, und ich verschwand wieder in mein Zimmer.

Ich setzte mich auf das kokosweiße, dünne Krankenbettlaken. Angezogen. Streifte lediglich meine

Schuhe ab. Winkelte die Beine an und begann, den Fragebogen durchzulesen.

Erste Frage: **Fühlen Sie sich oft missverstanden**?

Nein.

Zweite Frage: **Haben Sie Angst vor scheinbar harmlosen Situationen oder Dingen?**

Nein.

Dritte Frage: **Fühlen Sie manchmal einen unbegründbaren Hass gegen irgendetwas oder irgendjemand?**

Ja.

Denken Sie, dass Ihre Bekannten und Freunde mehr Glück in ihrem Leben hatten als Sie?

Nein. Natürlich nicht. Warum sollte ich. Was für eine Frage.

Geben Sie schnell auf?

Lass mal überlegen – Ja schon. Ja.

Plötzlich hatte ich das Gefühl, ich würde beobachtet, und als ich aufsah, bemerkte ich, dass ich nicht paranoid war, sondern in der Tat mein Zimmergenosse, ein dicker, unrasierter Türke, ein Bett weiter, mein Ausfüllen des Fragebogens zufrieden grinsend kommentierte.

„Bis du Student?!"

„Ja", entgegnete ich.

„Lesen viele Buch!"

„Nein, nein. Ich muss... ich muss nur den Fragebogen hier ausfüllen."

Ich lächelte ihn an und bemerkte aber, dass er längst die Augen geschlossen hatte. Liegend, den Kopf auf einen angewinkelten Arm gestützt, hatte er einfach die Augen geschlossen. Ein Rest seines Grinsens hing noch einen

Moment an seinen Lippen, ehe es langsam ausklang und dann ganz verschwand.

Ich las weiter.

Glauben Sie, dass Ihre Handlungen von einer geheimen Organisation beobachtet oder verfolgt werden, z. B. vom Geheimdienst, einer Sekte o. ä.?

Eigentlich nicht. Nein – bis jetzt nicht.

Haben Sie manchmal das Gefühl, Ihre Handlungen würden von unsichtbaren Stimmen kommentiert werden?

Nun wurde es mir zu blöd. Ich merkte, worauf dieser Fragebogen abzielte. Es handelte sich um eine billige

Klassifizierung psychischer Krankheiten. Ich begann, mich gedemütigt zu fühlen. Diese grenzenlos vereinfachten Fragen, die nur darauf abzielten, mich in eine der gängigen Kategorien einzuordnen, als da wären Depression, Manie, Zwänge, Psychosen,...

Ja, ich kenn' mich aus. Aber ich muss bedauern. Ich passe nicht. In keine. Leider.

Das mag bescheuert klingen, aber das meine ich leider ernst. Denn wenn ich wenigstens sicher sagen könnte, ich wäre zwanghaft oder etwas Ähnliches, so gäbe es einen Ausgangspunkt. Und von dem aus würde man dann weitergehen.

Es gäbe Theorien für die Entstehung, Erfahrungen mit anderen Patienten, Testreihen würden existieren, Medikamente mit komplizierten und vielversprechenden Namen.

Ich sah abermals zu meinem Bettnachbarn hin und betrachtete sein Gesicht, das mittlerweile vom stützenden Arm gerutscht, ins knittrige Laken gebettet war. Und ich sah seine Seligkeit. Einfach. Besinnungslos. Schlafend. Womöglich war das die Antwort auf alles. Ich wusste aber, dass ich jetzt nicht schlafen könnte.

Ich entschloss mich, vielleicht doch noch einmal den großen Gemeinschaftsraum zu besuchen. Vielleicht würde ich sie ja antreffen. Dort. Mein Therapiegespräch begann bald. Aber ein wenig Zeit blieb mir noch. Ich erhob mich – um den träumenden Türken nicht aufzuwecken – möglichst leise vom Rand meines Krankenbetts, zog das Laken glatt, schlüpfte in meine Schuhe – Hausschuhe wie die anderen hatte ich nicht dabei – daran hatte ich nicht gedacht, als ich vor zwei Tagen zu Hause meine Sachen packte – ein paar Hemden – ich trage nur Hemden – zwei Hosen, Unterwäsche, eine leichte Jacke, Waschzeug und eben ein paar Schuhe – Straßenschuhe. Meine Eltern meinten, sie würden, sobald sie mich das erste Mal besuchen dürften, und das war in zwei Wochen, da würden sie mir alles mitbringen, was noch fehlte.

Mein Bettnachbar war nicht aufgewacht. Er schnarchte jetzt. Und kurz bevor ich das Zimmer verlassen wollte, streifte mein Blick einen in der Ecke über einem Waschbecken hängenden Spiegel. Ich hatte mich erkannt. Darin. Es handelte sich tatsächlich um mich. Ich blieb stehen, schob die Tür, die ich gerade geöffnet hatte, behutsam an den Rahmen und ging zu ihm hin. Meinem Ebenbild. Schließlich musste ich meine physiognomische Verfassung testen, bevor ich dieser Patientin gegenübertreten würde, unter Umständen.

Ich sah hinein, musste aber darauf achten, mir nicht in die Augen zu sehen. Alles andere konnte ich betrachten. Das jedoch nicht. Früher, bis vor ein paar Wochen, kein Problem. Volles Rohr. Direkt hinein konnte ich sehen. In sie. Eine halbe Ewigkeit.

Ich fuhr durch meine Haare, legte sie zurecht, machte ein bisschen Mundgymnastik, was bitter nötig war, und untersuchte die Zwischenräume meiner vorderen Zahnreihen nach sichtbaren Essensresten. Die Unsichtbaren waren mir egal. Und ich fand.

Einen Moment lang dachte ich darüber nach, ob ich es nicht vielleicht doch wagen konnte, mir in die Augen zu sehen, als im selben Moment die schwere Zimmertür mit einem lauten Knall ins Schloss fiel, wovon der lauthals Schlafende blitzartig aufwachte, im Bett hochschnellte und noch halb im Schlaf befindlich ein kurzes stoßgebetartiges Kauderwelsch gutturaler Laute von sich gab, mich erblickte, wie ich mich gerade im Spiegel anstierte und mich vorwurfsvoll und anklagend anfuhr:

„Was machst du!!?“

Ich sah ihn durch den Spiegel an und fühlte mich ertappt, wie sich jeder, der sich ohne eine besondere Absicht im Spiegel betrachtet, fühlen würde. Sich öffentlich im Spiegel anzusehen, ich weiß nicht, es ist im Grunde eine Art Tabu. Man sollte sich ernsthaft überlegen, warum das so ist!

„Das war die Tür!“, stotterte ich und zeigte zur Unterstützung der Verteidigung deutlich mit dem Finger zur Zimmertür.

„...Türe??!“, fragt er.

„Ja, die Tür. Sie ist ins Schloss gefallen. Sie war nur angelehnt.“

Ohne zu antworten, drehte er sich um, seufzte laut und verstummte dann für immer.

Ohne nochmals in den verdammten Spiegel zu sehen, verließ ich das Zimmer auf Zehenspitzen und schwor mir, es niemals wieder zu betreten.

Das Einzelgespräch mit Doktor Fink war dann ganz gut verlaufen. Er war schon recht nett. Sehr korrekt und, wie soll ich sagen, ethisch einwandfrei, ja. Das war er. Ethisch absolut einwandfrei. Was mich auch ein bisschen ängstigte. Ich bin nun mal jemand, der zwar nicht falsch oder etwas Ähnliches ist, aber ich bin halt jemand, der schon recht schnell versteht, wie man sich verhalten muss. Was man alles tun muss, sagen muss, um korrekt zu wirken, auf das jeweilige Gegenüber. Und beim nächsten Gegenüber war vielleicht wieder was ganz anderes gefragt. Das merke ich immer gleich sofort. Was gefragt ist. Ich muss einen Menschen nur ganz kurz sehen, dafür. Dann weiß ich, wie er tickt. Aber dieser Doktor, mein Doktor, der ist einer, der immer der Gleiche ist, bei jedem.

„Ich würde sagen, wir fangen einfach mal von vorne an. Sie erzählen mir zunächst ein bisschen was von Ihrem bisherigen Lebenslauf und der Rolle, die Ihre Krankheit darin gespielt hat."

Ich musste nachdenken. Er hat keine Rolle gespielt, mein jetziger Zustand. Bis eben vor drei Monaten, als es losging. Dieser Zustand. Das sagte ich ihm dann auch.

„Wie ging es denn los?", wollte er wissen.

Ich rückte mich im Stuhl zurecht, warf einen kurzen strengen Blick aus dem Fenster, vor dem er saß, und konzentrierte mich.

„Mit Fieber."

„Mit Fieber?", fragte er verwundert.

„Ja, mit Fieber. Ich war krank und lag im Bett. Erschöpft, hundeelend. Tagelang. Und wunderte mich, dass meine Stirn gar nicht heiß war. Wie sonst. Bei Fieber."

„Dann war es gar kein Fieber?"

„Genau." Als ich das aussprach, hatte ich kurz das sichere Gefühl, dieser Arzt könnte mir helfen.

„Nein, es war kein Fieber. Und das bestätigte mir jeder weitere Arzt, den ich aufsuchte. Und das waren viele. Drei Allgemeinärzte. Ein Hals-Nasen-Ohren-Arzt. Und ein Heilpraktiker."

„Ein Heilpraktiker?"

„Ja, wir versuchten alles. Meine Eltern und ich. Bis eine Ärztin dann eines Tages meinte, ich hätte eine Depression. Und – und das könnte man behandeln. Es wäre heilbar."

Doktor Fink setzte seinen Bleistift, mit dem er sich Notizen machte, kurz ab und sagte:

„Heilbar, ja, das ist nicht ganz der richtige Begriff dafür."

„Das denke ich auch", fügte ich hinzu.

Ich rückte mich im Sessel zurecht und tat einen tiefen Atemzug, zuversichtlich, seit Monaten erstmals am richtigen Ort zu sein. Mit der richtigen Person.

„Ich glaube, dass wir nicht so einfach sagen können, Sie hätten eine Depression. Was glauben denn Sie, das Sie haben?!"

„Ich??" „Ja, Sie", verstärkte er und sah mich mit seinem dunkelbraunen Augen äußerst interessiert an.

Er hatte edle Gesichtzüge, jenes feste gewellte Haar, wie es Theaterschauspieler haben, die irgendeine mittelalterliche Rolle spielen. Natürlich kurzes Haar. Schon klar. Er war kein Anarchist. Er war ein normaler Arzt. Aber er hatte sich etwas bewahrt. Im Gegensatz zu den anderen Psychiatern, die ich hier bisher zu Gesicht bekommen hatte. Es war etwas... etwas Feines, ich kann es nicht genau beschreiben, etwas Edles eben, etwas Philosophisches, genau, etwas Philosophisches, Nachdenkliches.

„Ich denke, wir können bei Ihnen auf Medikamente verzichten!?", meinte er ganz unvermittelt.

„Der Meinung bin ich auch", bestärkte ich ihn.

„Stattdessen...", fuhr er fort, „...möchte ich auf jeden Fall einmal pro Tag ein Einzelgespräch mit Ihnen führen."

„Das möchte ich... das würde ich auch gerne tun, ja", entgegnete ich. Und ich lächelte ihn an, hoffnungsvoll. Aber er blieb ganz kühl, ganz nüchtern. Und als ich den Ausdruck meines Lächelns noch etwas verstärkte, ging er ein wenig zurück, in seinem Sessel, und rang sich ein dezentes Schmunzeln ab. Leicht zu beeindrucken war der nicht. Das war jetzt klar. Und das war auch besser so. Endlich einer, der nicht sofort auf meine Anstrengungen anspricht. Ein Neutraler. Und was ist schon besser, um ein wissenschaftliches Problem, oder ein existentielles, wie ich eines war, sachlich zu lösen?! Nichts!

„Normalerweise wird jeder Patient hier auf Medikamente gesetzt. Wobei die meisten es selbst auch wollen", fuhr er fort.

„Wirklich?!", entgegnete ich.

„Ja. Wissen Sie. Es ist eine Entlastung. Man trägt nicht so schwer. Und wenn Sie darauf bestehen, könnten wir ja für die erste Zeit Tavor, das ist ein Sedativum, auf sehr geringer Dosis ansetzen. Aber ich glaube, Sie können das auch ohne schaffen!?"

„Ich denke auch."

Ich merkte, wie gewissenhaft er war. Er wollte mir nichts aufzwingen. Nichts vorenthalten. Furchtbar gewissenhaft. Fantastisch!

„Doktor Fink!"

„Ja?"

„Sie haben ja sicher gemerkt, dass ich mich anfangs sträubte hierher zu kommen." Ich hielt kurz inne. „Mein Vater wollte es unbedingt."

„Ihr Vater."

„Ja."

„Ihr Vater spielt eine Rolle, glaube ich."

„Wie?"

„Ihr Vater ist wichtig."

„Ja. Aber wie. Bei was?!"

„Bei Ihnen."

„Ja. Er ist mein Vater."

Diese Anmerkung von Fink fand ich überflüssig. Natürlich ist mein Vater mein Vater.

„Erzählen Sie mir einfach mal, was Sie nach dem Abitur alles machten."

„Also ja. Also... mein Vater hat ja diese Firma. Und da konnte ich für die erste Zeit ein bisschen mitarbeiten. Das gefiel ihm auch. Dass ich mitarbeitete. Auf jeden Fall. Es war folgendermaßen. Also ich brauchte die Zeit auch. Weil ich hatte viel Zeit übrig. Als ich dort arbeitete. Und die brauchte ich..."

Ich bemerkte, wie ich stotterte.

„...also die Zeit. Weil ich hatte etwas vor. Beziehungsweise ich tat es schon."

„Lassen sie sich Zeit, Herr Renert", unterbrach mich Doktor Fink, und diesmal lächelte er. Zum ersten Mal. Ich glaube, er mochte mich. Ja schon. Ich glaube, er mochte mich.

„Ich wollte auf eine Filmhochschule", sagte ich mit

krampfhaft entspannter Stimme, und ich glaube, ich seufzte etwas dabei.

„Eine Filmhochschule?", fragte er.

„Ja, ja." Ich seufzte schon wieder. „Eine Filmhochschule." Mein Blick wanderte nach unten. Auf das Linoleum. „Ja. Ich schrieb während meiner Zeit in seiner Firma an einem Drehbuch. Für die Aufnahmeprüfung."

„Aha." Doktor Fink sah mir in die Augen.

„Aber ich fiel durch. Das heißt, ich wurde nicht mal angeschrieben, nachdem ich das Drehbuch als Arbeitsprobe eingesandt hatte."

„Um was handelte es sich denn?"

„Ich weiß es nicht. Die Gründe für meine Ablehnung erfuhr ich nie."

„Nein, bei dem Drehbuch. Worum handelte es sich denn bei dem Drehbuch?"

„Ach so. Um einen Spielfilm. Über König Ludwig II."

„Den Märchenprinzen?"

„Ja. Ich beschrieb zuerst, wie er lebte. In seinen Schlössern. Das Ganze beginnt mit einer Schlossführung. Heute. Schloss Neuschwanstein. Hunderte von Touristen. Eine Fremdenführerin. Sehr hübsch. Mit östlichem Akzent, führt eine Gruppe von Schlossbesuchern durch die Gemächer von König Ludwig. Es handelt sich dabei um die gleiche Schauspielerin, die später im Film die Kaiserin Sissi, die heimliche Geliebte Ludwigs, spielen wird. Was erzähl ich eigentlich! Entschuldigung, ich kam ganz ab."

„Nein, nein. Erzählen Sie ruhig weiter. Das klingt ja interessant!"

„Ja?" Ich stockte. „Also...ja...dieselbe Schauspielerin. Und in der Gruppe der Touristen findet sich auch derselbe Schauspieler, der Ludwig darstellen wird. Aber das erfährt der Zuschauer erst ganz am Schluss. Da muss es ihm klar werden. Am Schluss."

„Und wie geht es weiter?", fragte Doktor Fink.

„Ja. Nachdem die Gruppe in den nächsten Raum gegangen ist, schließt die junge Schlossführerin hinter sich die große Türe des Bettgemachs ab. Und dann geht die Kamera auf das Bett. Von Ludwig. Wo er gerade aufwacht. Siebzehnhunderteinundsiebzig. Und...und...der ganze Film läuft auf jeden Fall darauf hinaus, dass der junge König aus seiner Traumwelt der Schlösser und Burgen und allabendlichen Ausfahrten und Ausritten durch die plötzliche, zufällige Begegnung mit der Kaiserin Sissi, was ja historisch ist, dass er durch diese Begegnung anders wird."

„Wie anders?", wollte Doktor Fink wissen.

„Ja weil sie seine Liebe ablehnt. Weil er zu jung ist. Und sie findet ihn zu obskur. Deshalb zieht er sich zurück. Beginnt, mehr und mehr Schlösser zu bauen und noch mehr zu planen.

Plant immer nur noch. Für sie. Alles für sie. Was sie nie erfahren wird. Nur einmal noch wird sie ihn besuchen. In Herrenchiemsee. Und wird ihn aber nicht mehr wiedererkennen.

So dick ist er geworden. Und apathisch."

„Das kling ja sehr ausgefeilt." Doktor Fink atmete tief durch. Und ich glaube, in diesem Moment, ich sah es ihm irgendwie an, hatte er angebissen. An mir. Ich hatte ihn auf meine Seite gezogen.

II.

Am nächsten Tag war die Station nicht mehr geschlossen. Der Selbstmörder hatte sich wahrscheinlich anders entschieden.

Er wollte sich nicht mehr um die Ecke bringen. Er wollte wieder leben. Sie hatten ihn wieder soweit... Aber das ist nur eine Vermutung. Ich lernte ihn später ja auch kennen. Den Selbstmordkandidaten. Und er war sehr nett. Ich kann nur deshalb so zynisch daherreden, weil ich selber auch daran denke. Sogar ziemlich oft. An Selbstmord. Aber dazu später. Die Station war von diesem Tag an auf jeden Fall offen, und ich konnte meinen Erkundungsgang durch die Innereien der Klinik in Angriff nehmen.

Die Klinik besteht aus einem alten honorablen Bau aus der Gründerzeit. Eine Bauepoche, die an der Fassade kastige, gedrungene Vehemenz mit der schmeichelnden Eleganz der geraden Linie verbindet. Innen mit hohen Decken, schlanken, großen Fenstern, deren Holzrahmen dickweiß lackiert sind, und langen, weiten Gängen und Fluren. Man meint fast, der Architekt hätte die Räume nur um der Flure willen gezeichnet.

Ich war jetzt im Parterre. Und fühlte mich gleich besser.

Dem Boden näher zu sein. Von den Gesichtern meiner Station entfernt zu sein. Das Mädchen hatte ich seitdem nicht mehr gesehen.

Die Klinik hatte einen großen Innenhof, der als Park für die Patienten angelegt worden war. Sie promenierten. Dort. Aber hinaus wollte ich noch nicht. Ich ging in Richtung eines dunklen Ganges, an dessen Ende ein gigantischer Automat stand. Süßigkeiten. Riegel. Schokoladentafeln.

Alles, was es anderswo auch gab. Die gleichen Packungen.

Die gleichen Logos. Deren Form und Farbe man noch im Schlafe aufsagen konnte. Sie sahen genauso aus wie immer. Aber alles andere war anders.

Ich war stehen geblieben. Vor dem riesigen, stummen Automaten. Starrte hinein. Wollte mich entscheiden. Für etwas. Irgendetwas. Und ich musste mich beeilen. Denn die Stille, die von den Wänden dieses dunklen Ganges drang, wurde immer lauter. Also Münzen. Die klimpern. Dann wählen. Aber was?! Hopp hopp hopp! Daim. Ein Schokoladenriegel aus hartem Karamell. Kannte ich auch aus der Werbung. Ohne ihn je probiert zu haben. Ich zog ihn aus und biss hinein. Er war völlig flach. Aber trotzdem ergiebig. Eine zarte, dünne Schokoladenschicht umzog den festen Karamellkern, der zwischen meinen Zähnen in hundert kleine Splitter zerbarst, um sich dann mit der geschmolzenen Schokolade zu vereinen und einen unvergesslichen

Gesamtausdruck zu erschaffen. Unvergesslich?! Ich erschrak. Ich erinnerte mich an den Werbespot von Daim, der monatelang vor dessen Einführung auf dem deutschen Naschwarenmarkt im Fernsehen propagiert worden war:

Eine Faust, die den Riegel hält, knallt von hinten aggressiv gegen die Mattscheibe, und eine dominante militärische Männerstimme ruft: Dein erstes Daim vergisst du nie!

Es hatte sich erfüllt. Wahrscheinlich war der Satz zulange in mein Unterbewusstsein eingeprügelt worden. Die Stimme hatte Recht erhalten. Ich werde es nie vergessen:

Den Tag, die Situation, mein Leben, als ich mein allererstes Daim verzehrte.

Nie!

Das Karamell war in die Senken meiner Backenzähne

eingekaut und bildete nun kleine Erhebungen, die sich hartnäckig hielten. Ich biss fest darauf, und die Karamellmasse schien mit dem Schmelz meiner Zähne eins zu werden. Als ich mit der Zunge hinging, fühlte es sich an wie Zahnfüllungen. Neue Füllungen fühlen sich immer gut an. Wenn ich eine Füllung eingesetzt bekomme, streichelt meine Zunge noch Wochen nach dem Zahnarzttermin immer wieder die fremdartige Oberfläche der Füllung ab.

Ich holte das Restgeld aus dem Automaten und steckte es in die Hosentasche. Nachdem in den Haupttrakt der Klinik zurückgegangen war, setzte ich mich auf eine moderne, kalte Metallbank, die am Rand des Flurs stand und beobachtete die Passierenden.

Und ich konnte genau unterscheiden. Zwischen Patienten. Und Besuchern. Und Ärzten. Die Patienten gingen mit einer Art seltsamer Würde. Einer Würde von Trauer und Leid. Ich weiß nicht, wie ich es nennen soll. Die Ärzte und Schwestern rannten. Und die Besucher starrten jeden so dermaßen an, dass man merken musste – und wahrscheinlich auch merken sollte – dass sie nur Besucher waren und schon in kurzen Stunden die Klinik wieder verlassen würden.

Ihren Wagen aufsperren würden. In U-Bahnschächten verschwinden würden. Noch kurz etwas einkaufen müssten.

An roten Ampeln stehen bleiben würden. An gelben Ampeln ihre Aufmerksamkeit erhöhen würden. Und bei grünen Ampeln losfahren würden. All die wunderbaren Dinge, die der Normale tat. Ohne darüber nachdenken zu müssen. Ohne sich darüber irgendwelche Gedanken machen zu müssen.

Ohne sich dessen bewusst zu sein. Im Gegensatz zu mir. Der ich mir jeder Sache, die ich tat, ständig voll bewusst war und sie in einer Art höchstgradiger Eigenmächtigkeit ausführte.

Als wäre alles, was ich tat, das Erste und Letzte und Höchste und Wichtigste, was es überhaupt gab. Und als wäre ich im absoluten und alleinigen Zentrum der Tat. Von nichts umgeben.

Ich muss das anders erklären. Also. Es ist so, wenn ich jetzt zum Beispiel... hier... also ich sitze gerade hier, auf einer weißen Bank, dünnes gelöchertes Metall, am Rande eines Durchgangsbereiches einer psychiatrischen Klinik. Wenn ich jetzt aufstehen würde, von dieser Bank, dann müsste ich das ganz bewusst machen. Nicht wie jemand, der einfach aufsteht, weil er keine Lust mehr hat, dazusitzen, oder weil er einfach weiter muss.

Ja, ich wage mal zu behaupten, derjenige weiß nicht mal, dass er aufgestanden ist. Er hat es einfach getan. Ganz einfach.

Und das geht nicht. Das fehlt mir. Dieses Unbewusste. Dahinleben. Drauflosleben.

Das heißt aber nicht, dass ich nicht spontan wäre. Nein! Es ist was anderes.

Oder anders gesagt, wenn ich jetzt hier sitzen bleibe, dann würde ich nicht einfach hier sitzen bleiben, sondern müsste mich sozusagen sekündlich dafür entscheiden, sitzen zu bleiben.

Das muss bescheuert klingen. Ich weiß. Aber wenn man voll im Jetzt ist und keine besonderen Ziele oder Motivationen mehr hat, dann erlebt man eben diese Nacktheit – diese Splitternacktheit – des Existierens. Des Aufstehens, des Hinsetzens, des Umhergehens, des Redens. Ohne jeden Zusammenhang. Jedes für sich. Ohne Verbindung.

Im Moment saß ich also und sah mich um. Ein Regenschauer ging nieder, ich sah es durch die hohen Fenster, und der Regen prasselte jetzt so heftig nieder, dass ich mich für einen Moment pudelwohl fühlte, hier zu sein. Hier drinnen. Wo mich kein noch so kleiner Spritzer Regenwasser berühren würde. Wo ich völlig trocken bliebe. Rein.

Mein Blick senkte sich auf die Beine der Klinikbesucher und schließlich auf deren Schuhe, als eine kräftige Stimme, direkt vor mir, meinen Kopf wieder hochschnellen ließ.

„Du bist doch bei uns?!“, sagte eine kleine, eher rundliche Gestalt, die geradewegs auf mich herabblickte, jedoch mit gehörigem Abstand.

„...wie bei uns?!“, fragte ich verblüfft und etwas harsch, wo mich doch gerade diese Person aus einer Sekunde der Seligkeit herauskatapultiert und gegen die Mauern einer gemeinen psychiatrischen Realität geschleudert hatte.

„Na bei uns auf Station... auf unserer Station“, entgegnete er – die Person war männlich – ebenso unwirsch.

„Auf Station, ja, auf Station, kann sein“, stammelte ich herum. Er hatte mich eingeschüchtert. Obwohl er klein war, war er selbstbewusst wie... wie Picasso, genau. Wie dieser kleine böse Zwerg Picasso.

„Du bist seit gestern hier!“, belehrte er mich.

„Ja, seit gestern, ja ja.“

„Das hätte ich nicht gedacht...“, fuhr er fort.

„Was?“, fragte ich.

„Dass ich mal hier landen würde.“

Ich schwieg.

„Warum bist du hier?!“, fragte er forsch.

„Das... ach, das ist... das ist eine schwierige Geschichte!“, entgegnete ich. „Warum sind Sie hier?“

„Selbstmordversuch“, sagte er.

„Ja?“

„Ja. Aber es hat nicht geklappt.“

„Zum Glück?“, fragte ich

„Wie zum Glück!?“

„Hat es zum Glück nicht geklappt?“

„Ja.“

„Gut...“

„Na ja. Gut kann man das nicht nennen.“

„Wie denn dann?“, fragte ich, im Bemühen, ebenso selbstbewusst wie er zu erscheinen.

„Na es hat eben nicht geklappt. Das ist alles. – Dreißig Aspirin... ich hatte dreißig Aspirin geschluckt.“

„Und?!“

„Man braucht Schlaftabletten, keine Schmerztabletten. Ich hätte hundert schlucken können.“

„Wirklich?!“

„Natürlich! Wusstest du das nicht??!“

„Nein. Aber Sie wussten es ja auch nicht.“

„Ja ja. Jedenfalls wurde ich ohnmächtig. Meine Putzfrau fand mich auf dem Wohnzimmerboden. Ab auf die Intensivstation. Und als ich aufwachte, von dort direkt in die Psychiatrie.“ Er sah mich an und fügte hinzu: „Zum Glück.“.

„Sie scheinen sich ja recht wohl zu fühlen hier!“, sagte ich.

„Wohlfühlen? Niemals!“

„Aber es klingt danach.“

„Wie kommst du denn auf so was?!"

„Weil Sie andauernd ‚Zum Glück' sagen."

„Unsinn! Ich bin nur froh... es ist das Beste, hier zu sein. Solange, bis ich wieder auf dem Damm bin."

Ich schwieg.

„Aber manche sind schon verrückt hier, oder?!", fuhr er fort.

„Ich weiß nicht."

„O, du hast ja wirklich keine Ahnung!"

Ich sah auf die Seite.

„Eine Station über uns ist einer, der braucht immer eine Unterschrift."

„Wofür?", fragte ich.

„Als Bestätigung, dass er da ist."

„Wirklich?"

„Ja! Glaubst du, ich will dich veräppeln?"

„Nein nein!"

„Ja, jedenfalls müssen die Ärzte und Schwestern ihm immer bestätigen, dass er da ist."

„Hm."

„Ja, dass er lebt."

„Ja, ich verstehe."

„Ich verstehe das nicht! Das ist doch irre."

Ich schwieg. Er hatte sich mittlerweile neben mich gesetzt.

„Der hat sogar...", fuhr er fort „...der hat sogar vorgedruckte Formulare in seinem Zimmer. Bestätigungen, dass er da ist. Da müssen die Ärzte nur noch unterschreiben. Dann ist er zufrieden. Zumindest für eine Weile."

Mein Banknachbar starrte ins Leere.

Er hatte eine Glatze und sein Kopf schien direkt auf seinen Schultern aufzusitzen, ohne Hals. Ich wusste nicht, wie ich ihn loswerden könnte. Ich hatte nicht das Bedürfnis, ihm zu erklären, warum ich hier war. Mich zu entschuldigen, dafür, dass ich hier war. Er hingegen schien an meiner Ahnungslosigkeit bezüglich des Lebens, die er mir ständig attestierte, Gefallen gefunden zu haben und hätte mich auch sicherlich über so einiges mehr aufgeklärt, wenn in diesem Moment nicht das Mädchen vorbeigekommen wäre. Das Mädchen. Ja.

Ausgerechnet! Unmöglich inszeniert. Von wem auch immer. Und sie setzte sich neben ihn. Ich hörte mein Herz, von dem ich seit Ewigkeiten kein Lebenszeichen mehr erhalten hatte. Es schlug. Nein. Es knallte. Hoffentlich unhörbar. Für sie.

„Hallo Horst."

Sie kannte ihn. Mit Vornamen. Und es klang so familiär. Ich stand unter Schock.

„Ich hab gleich Maltherapie", sagte sie zu ihm.

„Na Anna", sagte er. – Ihr Name. Ich hatte ihren Namen. Anna. Anna! – „... wie war's daheim? Du warst doch am Wochenende zum ersten Mal wieder daheim!"

„Ja. Stimmt."

„Ja und?"

„Hm?"

„Wie war's?!"

„Gut."

Anna sagte es... Anna sagte es... sie sprach es so unendlich vornehm aus. Und so unendlich gelangweilt. Ohne jede Mimik.

„Gut??“, hakte Horst nach. „Was heißt gut!? Dir muss man auch wirklich alles aus der Nase ziehen!“

„Ich weiß, was sie meint“, intervenierte ich. „Ich habe gehört, wie sie es meint.

„Ja fabelhaft! Dann bin ich also der Blöde“, meinte Horst, „...zu primitiv für euch.“

„Nein Horstilein!“, meinte Anna, während sie ihren Kopf an seine Schulter lehnte und mit ihrem langen schlanken Arm seinen Rücken in mechanischen Kreisen streichelte.

„Horsti, Horsti. Du bist doch nicht blöd.“ Ihr Gesichtsausdruck blieb unverändert starr. Wie in Stein gemeißelt.

Nicht Stein – Marmor – Sizilianischer.

„Wir wissen doch, dass du nicht blöd bist, sondern hochintelligent, Horsti, hochintelligent !“

„Mach dich nicht über mich lustig, kleine Anna – meine Anna. Du hast doch keine Ahnung von der Welt. Keine Ahnung.“

Er seufzte leise und hatte einen Hauch von Güte um seine Lippen.

„Du weißt, wie die Welt ist! Stimmt's Horst?“

Sie starrte ihm in die Augen.

„Komm, sag uns, sag uns wie sie ist.“

Er schwieg.

„Bitte sag's uns!“

Sie sah ihn flehend an und ging ganz nah an sein Gesicht heran.

„Ich glaube nicht, dass ihr es wirklich wissen wollt! Ihr beiden.“

„Doooch!"

Anna hatte ein wenig Bewegung in ihr Gesicht gebracht.

„Das wollt ihr nicht wirklich wissen!", wiederholte er.

Anna zog eine Schnute und nahm ihre Hand von seinem Rücken weg.

„Also!", meinte er, „Wenn ihr's wirklich erfahren wollt. – Hart und ungerecht. Das ist sie."

„Bäh, das wussten wir doch längst!", meinte Anna enttäuscht.

„Das ist doch nichts Neues!"

Anna, sonst stets kerzengerade, war eingesunken. Dann stand sie einfach auf und ging. Und ich blieb sitzen. Neben dem Mann, dessen Welt hart und schlecht war und dessen gerade abgegebene Antwort das Mädchen in die Flucht geschlagen hatte. Was hätte ich nicht alles zu antworten gewusst!

Auf eine solche Frage. Wie die Welt ist. Besser kann man gar nicht fragen. Und die Fragen sind wichtig. Wichtiger als die Antworten. Die meisten Fragen sind schließlich banal. Ohne Belang. Und nur wenige, nur sehr wenige trauen sich zu fragen. Nach mehr.

Der Regen hatte aufgehört. Vor den Fenstern. Und ich fühlte mich trotz Horsts Dasein recht wohl. Aufgehoben. Dass er neben mir saß, eröffnete mir in gewisser Hinsicht Zugang zu der Gemeinschaft der Neurotiker, in deren Mitte schließlich eine ganz wunderbare, einzelne Neurose blühte.

Sie war nur hier, weil sie zu nachdenklich war. Dessen war ich mir in diesem Augenblick sicher. Also müsste nur noch ich ihr begegnen, in aller Ruhe, Abgeschlossenheit von den anderen, und dann... dann könnten unsere Globen, deren Lauf jetzt eierte, sich aneinander austarieren, um dann...

Eigentlich schlecht! Diese Fähigkeit. Von mir. Eine Welt, die fast vollkommen zerstört ist, und damit meine ich meine Welt, nur durch das Erblicken von Schönheit wiederherstellen zu können. Als könnte der Anblick ihres Antlitzes alles wieder kitten. Aber das war nicht nur bei Frauen so. Auch bei Häusern. Bestimmten Fassaden herrschaftlicher Bürgerhäuser um die Jahrhundertwende. Vollkommenheit. Die eigentlich unmöglich war. In meiner Verfassung. Undenkbar. Anstößig fast.

Ich hatte die Sehnen beobachtet. Vorher. Als sie hier saß. Die vom Hals hervortreten. Wenn man den Kopf zur Seite dreht. Die Haut spannen. Erst ihr langer Hals, dann noch ihre gerade Haltung und dann noch diese Sehnen, die dem Ganzen eine so edle Kontur und Linienführung gaben. Dass man. Ja dass man eben glauben muss. Dass alles noch in Ordnung ist. Ich glaubte ihr auf jeden Fall. Ich glaubte ihr.

Ach, eine Sache hab' ich ganz vergessen! Unbedingt erwähnenswert. Der Arzt, der die Aufnahme leitete. An jenem Nachmittag vor drei Tagen, als meine Eltern mich herbrachten.

Doktor Seeholz. Äußerst ruppig und von nicht gewinnendem Wesen. So um die vierunddreißig. Mein Vater erschrak sichtlich. Mir war's völlig egal. Er bat uns auf jeden Fall in das Aufnahmebüro und ließ uns Platz nehmen. Mein Vater sprach. Aber er reagierte nicht. Sprach ständig von Fink und Fink und noch mal Fink. Aber Seeholz sah nur mich an und fragte:

„Was haben Sie studiert?"

„Zoologie", antwortete ich verwirrt. Er fragte es, als ginge es nur darum. Und um sonst nichts. Mein Vater bestätigte meine Antwort mit einem freundlichen Kopfnicken Richtung Seeholz.

„Zoologie. Die Lehre von den Lebewesen“, fuhr er fort, rutschte in seinem alten schwarzen Ledersessel bis zum äußerst Möglichen nach unten und sah mich erwartungsvoll an.

„Ja“, entgegnete ich.

„Und gehört der Mensch auch dazu? Zu den Lebewesen?“, fragte er, mir zugewandt.

Mein Vater sah meine Mutter Hilfe suchend an.

„Ja. Auf jeden Fall“, antwortete ich.

„Ich glaube, er gehört nicht dazu“, widersprach Seeholz, während er sich laut schnaubend im Sessel wieder aufrichtete.

Und die Tatsache, dass er einen weißen Kittel trug, eine großflächige Stirn hatte und äußerst ernsthaft dreinblickte, ließ mich und meine Eltern in diesem Moment wirklich denken, er gehöre nicht dazu, der Mensch, zu den Lebewesen.

„Jetzt glauben Sie, ich spinne. Stimmt's?!“

Ich sah Seeholz an und fühlte mich durch seinen Blick berechtigt, frank und frei zu antworten.

„Ja! Das glaube ich.“

Dabei spürte ich, wie meine Eltern nervös wurden. So ruhig wie sie waren. Die Steigerung von Stille. Ich sah zu Doktor Seeholz hin, über den Tisch, der uns trennte. Die Stapel von Papieren. Die aber nicht den Anschein von Unordnung bewirkten. Eher von Relevanz. Ich sah auf seinen spitzen Bleistift. Wie er malte. Auf den Aufnahmebogen. Und erkannte schemenhaft die Gesichter meiner Eltern. Und meines.

Er zeichnete uns ab.

Aber noch stand meine Antwort im Raum. Dass ich glaube, dass er spinnt.

„Vielleicht haben Sie ja auch recht“, unterbrach er die Stille. „Vielleicht spinne ich.“

Er ließ diese Aussage einfach im Raum stehen und fuhr fort. Davor aber sah er zum ersten Mal meine Eltern an. Misstrauisch und kritisch. Als wäre nicht er in Misskredit geraten, durch diese Aussage, sondern sie. Ich fühlte, dass er auf meiner Seite war. Und als sein Blick zurück zu mir ging, lächelte ich ihn freundschaftlich an, sagend, Ja! Mach noch mehr von dem Zeug! Zeig ihnen, was normal ist und was verrückt ist! Sag ihnen, dass auch du verrückt bist.

Du bist der Arzt

Du darfst

Du darfst

„Zoologie – also Zoologie“, wiederholte er. „Das ist doch ein ganz famoses Fach!“ Und dann: „Ich hätte auch Zoologie studieren sollen. Nicht Medizin.“

Ich entgegnete: „Ja, vielleicht.“

Dann meinte er unvermittelt: „Haben Sie Selbstmordgedanken?“

„Nein.“

„Ich muss das nur ausfüllen. Und wenn Sie jetzt gesagt hätten, Sie hätten welche, dann hätten wir Sie auf eine geschlossene Station bringen müssen.“

Ich schluckte und fand ihn aber trotz seiner kruden Vorgehensweise immer noch irre sympathisch. Hätte ihm am liebsten gleich alles erzählt. Mein ganzes Leben. Mein ganzes Problem. Und er hätte meine Eltern hinausgeleitet.

Hätte mir das Du angeboten. Und wäre dann zu der

Erkenntnis gelangt, dass ich völlig normal war. Zumindest so normal wie er. Und er hätte mich am Ende unseres Gesprächs wieder nach Hause geschickt. Sein ganzes Gehabe deutete eine gewisse Verwunderung an, warum ich aufgenommen werden sollte, hier, in der Klinik. Warum ich nicht auf der Stelle zurückginge, in mein Studium, und die wunderbare Zoologie fertig studierte.

„Hatten Vorfahren von Ihnen Psychiatrieaufenthalte oder relevante psychische Erkrankungen?“

„Nein. Soweit ich weiß nicht.“

„Nein“, mischte sich mein Vater ein.

Doktor Seeholz sah ihn daraufhin an, als hätte mein Vater gerade aus Mutwilligkeit ein fröhlich spielendes Kind überfahren.

„Ich unterhalte mich mit dem Patienten“, fügte Seeholz nüchtern, aber doch vernichtend hinzu. Mein Vater schwieg. Mein Mutter noch mehr.

„Soll ich Ihnen sagen, warum ich besser Zoologie studiert hätte? Als Medizin?“

„Würde mich interessieren. Ja“, sagte ich.

„Ich sag’s Ihnen.“ Er nahm einen tiefen Atemzug. „Weil Tiere besser zu studieren sind als Menschen.“

„Ja?“

„Ja. Menschen kann man nicht verstehen. Sie sind unverstehbar.“

Er schwieg, malte wieder mit seinem Bleistift auf dem Blatt herum und fügte dann hinzu:

„Sie können hier nichts tun. Als Arzt. Rein gar nichts.“

Er sah meine Eltern unterweisend an. Sie wagten nicht zu widersprechen, geschweige denn, den geringsten Ton von sich zu geben.

„Hier lernen sie nur eines. Als Arzt. Nur eines.“, sagte Seeholz mit höher steigender Stimme. „Sie lernen hier, dass der Mensch nichts Einheitliches ist. Das ist alles. Das lernen sie hier.“

Er hatte den Bleistift fahren lassen und sank nun wieder langsam in seinen Sessel hinunter. Und er sah traurig aus dabei.

Äußerst mürrisch und missmutig, aber gerade dadurch auf eine bestimmte Art und Weise unwiderstehlich – sympathisch.

Ich wäre ihm am liebsten um den Hals gefallen, um ihn zu trösten. In diesem Moment war er mir um ein Vielfaches sympathischer als Doktor Fink. Dem dieser Lebensmissmut gänzlich abging.

Ich sah zu meinem Vater hinüber und bemerkte, dass der langsam die Geduld verlor. Dass er in seiner Hoffnung, ich könne hier geheilt werden, schwer enttäuscht worden sein könnte. Von diesem Seeholz zumindest. Aber er wusste ja noch von Fink. Diesem jungen, professionellen Arzt. Der Gegenspieler von Seeholz. Diesem alten Stück Holz. Das irgendwo herumtrieb. Auf hoher See. Keinen Hafen hatte. Aber irgendwie liebenswert aussah – putzig, natürlich nur insofern man bereit war, es auch so zu sehen. Aber ich glaube, er wollte auch so gesehen werden, Doktor Seeholz. Man sollte ihn bemitleiden, vor ihm Angst haben, ihn schrecklich finden, und ihn lieben. Die Sorte Mensch gibt es immer wieder. Ich kenne die Sorte. Und ich hätte mich bestens auf ihn verstanden.

Apropos Sorte... es gibt grundsätzlich zwei Sorten von Mensch. Die eine versucht das Glück zu finden. Und die andre versucht, das Unglück zu vermeiden. Ich gehöre zu den ersten. Aber da fällt mir ein, mein Vater eigentlich auch. Aber der ist grundverschieden. Von mir. Na ja, vielleicht sollte man doch noch weiter unterteilen. Und weiter und weiter und weiter. Aber dann würde es stinklangweilig. Interessant ist nur der Anfang. Die Verallgemeinerung. Zwei Sorten von Menschen. Das ist Mut. Eine solche Aussage. Die Differenzierung Feigheit. Uninteressant. Hört auf zu differenzieren. Hört überhaupt auf damit.

Na ja, aber jetzt bin ich abgekommen. Vom Eigentlichen. Vom Thema. Das ich selbst noch nicht kenne. Das ich aber finden muss. Einkreisen und dingfest machen. Dingfest. Durch das Schreiben, das Erzählen. Es hilft mir zu erzählen, zu schreiben. Ich merke es jetzt. Es tut mir gut. Und ich hoffe, ich gehe niemandem allzu sehr auf die Nerven damit.

Seitdem habe ich ihn auf jeden Fall nicht mehr zu Gesicht bekommen, Seeholz. Aber ich erfuhr, auf welcher Station er arbeitet, und nahm mir vor, spätestens in der nächsten Woche einen kleinen Besuch bei ihm einzuplanen.

Zurück auf Station. Da war die Hölle los. Alle saßen angespannt da und warteten auf das Abendessen. Aber es kam nicht. Wegen des Zwischenfalls. Eine Frau. Sie saß in einer Ecke, in der Nähe des Schwesternzimmers und schrie. Sie war umgeben von einem Schwarm Ärzten, einem Pulk weißer Kittel. Alle leicht zu ihr herabgebeugt. Deutlich bemüht, noch etwas zu erreichen. Sie war noch nicht so weit, dass sie fixiert werden hätte müssen. Werden hätte müssen. Das gefällt mir. Schöne Reihe! Na ja, auf jeden Fall schrie sie. In diesem Moment wich der Ring der Ärzte etwas zurück. Und dann redete sie wieder. Erzählte irgendetwas. Und die Ärzte kamen wieder näher. Es klang wie die Erzählung von einer großen Katastrophe, die sich gerade eben ereignet haben musste – sie war eben eingeliefert worden. Ich erfuhr es von meinem Tischnachbarn.

Die ganze Station war auf sie fixiert. Und einen Augenblick lang beneidete ich sie. Im Anbetracht der Konzentration von Wissenschaft, die sich neugierig um sie gruppierte. Zum einen sicherlich, um sie zu beruhigen. Zum andern jedoch auch, um sie zu hören, was sie dort sprach. Was sie erlebt hatte. Was es war. Um was es sich handelte.

Einfach grandios!

Ich beschloss, langsam Richtung Toilette zu gehen, um wenigstens ein paar Wortfetzen, die ihr entglitten, sinnvoll zusammensetzen zu können. Damit auch ich wüsste, um was es ging.

„Mein Mann... wie wie wie... mein Mann", hechelte sie. Sie hatte pechschwarzes Haar. Das ist alles, was ich in jenem Bruchteil einer Sekunde, in der ein winziger Spalt in der Ärztemauer entstanden war, wahrnehmen konnte. Die Ärzte schienen sie mit ihren Körpern als Schilde zu schützen.

Gegen uns. Gegen uns noch relativ Normale, wie es mir nun schien. Vielleicht hatten sie ja Angst, dass wir irgendwie angesteckt würden. Wie auch immer.

„Was ist mit Ihrem Mann? – Kommen Sie zur Ruhe. Was ist mit Ihrem Mann?", entgegnete ihr einer der Weißröcke.

„Er ist... er ist... er hat..." Und dann schrie sie, als wollte sie ihre Seele loswerden. Sie herausbrüllen.

„Kommen Sie, kommen Sie, wir sind da, wir sind da, bleiben Sie ruhig, bleiben Sie ruhig", säuselten und drohten die Stimmen rings um sie. In diesem Moment hasste ich die Ärzte. Ihr Gebaren. Ihr Beruhigen. Beschwichtigen. Beeinflussen. Weil es nur ein Ziel hatte.

Den Schrei zu verhindern.

Diesen wunderbaren Schrei. Den sie jetzt wahrscheinlich am nötigsten brauchte. Der mehr erklärte und besagte als jedes ihrer Worte. Aber sie verstanden ihn nicht.

Sie wussten nicht, was sie sagen wollte, damit.

Ich erreichte die Tür zur Toilette und überlegte mir, während ich die feuchte Türklinke der Toilettentür herunterdrückte, was ihr Mann ihr wohl angetan hatte. Oder was sie ihm angetan haben könnte. Es gab unendlich viele Möglichkeiten.

Aber plötzlich interessierte mich das alles nicht mehr. Ich wollte nur noch einmal diesem Schrei lauschen. Der alles war. Alles, was sein konnte. Und somit auch alles, was werden konnte, mit ihr oder mit ihrem Mann oder mit mir. Einfach alles.

Als ich an der Frau vorbei an meinen Tisch zurückging, hörte ich nichts mehr. Weder den eifrigen Erzählton, noch ihren gellenden Schrei. Und ich dachte mir, vielleicht sollte man in jeder größeren Stadt, anstelle eines Denkmals, an einer bestimmten Stelle, irgendwo im Zentrum, jemanden engagieren, der sich dort zur vollen Stunde hinstellt und einen Schrei loslässt, der sich gewaschen hat.

Als dann alle aßen, ließ die Anspannung etwas nach. Die Frau mit den schwarzen Haaren saß nun nur noch neben einer einzigen Krankenschwester, die unentwegt auf sie einbetete.

Die Frau selbst hatte ihr Haupt gesenkt und die langen schwarzen Haare verdeckten ihr Gesicht. Alle andern aßen.

Es war äußerst ruhig. Nur ab und zu das kristallklare Aufschlagen einer Gabel oder eines Messers auf einem Teller. Und das Geräusch des eigenen Kauens. Das in

Wirklichkeit extrem laut war, wie mir nun auffiel. Ein dumpfes, unbarmherziges Stampfen. Ein primitives Einstampfen. Von Materialien. Auf das ein etwas leiseres Malmgeräusch folgte. Und dann wieder der Stoß. Es ging ganz automatisch. Ich konnte es nicht beeinflussen. Nicht ich kaute. Es kaute.

Ich versuchte wegzuhören und sah auf die Gemeinschaft der Essenden, die mich umgab. Zugegeben, ich aß auch. Aber ich wollte und durfte nicht dazugehören. Zur Gemeinschaft. Zu einer Gemeinschaft. Sie wussten es vielleicht gar nicht, aber sie gehörten dazu. Und die allermeisten gehörten die allermeiste Zeit zu irgendeiner verdammten Gemeinschaft. Na ja, auf jeden Fall sah ich ihnen zu, während ich selber aß, sozusagen zu essen vorgab. Und wie sie so dasaßen und aßen, strahlten sie eine gewisse Art von Vergnüglichkeit aus. Stiller Vergnüglichkeit. In der sie alle übereinstimmten. Indem sie alle aßen. Eine Art Gemütlichkeit, die mich anwiderte. Als hätten sie irgendetwas dazu getan. Dass sie hier aßen. Sie hatten ja weder das Wild erlegt, noch das Rind gestochen. Noch den Acker gepflügt oder die Ähren gedroschen.

Ich sah, wie die Frau mit dem großen, verschwommenen, runden Gesicht, die mir direkt gegenüber saß, die Gabel zum Mund führte. Sie hatte mich nicht ein einziges Mal angesehen, seitdem ich hier war. Und irgendwie hatte ich Respekt vor ihr. Warum weiß ich nicht. Sie war auf jeden Fall tief in sich versunken. Tat alles ganz langsam. Sie kaute und schnitt das Fleisch auf ihrem Teller in dünne Streifen. Und diese Streifen schnitt sie nochmals. Bis das schöne Kotelett nur noch aus nichtssagenden Würfeln bestand. Sie führte ein paar in den Mund und begann dann, auch das Gemüse und die Pellkartoffeln zu zerkleinern. Es sah furchtbar aus. Ich musste wegsehen. Da hörte ich mich plötzlich wieder kauen. Es klang hohl und tief.

Noch immer war kein Wort gefallen. Weder an unserem, noch an einem anderen Tisch. Ich war wirklich auf der Depressiven-Station. Ich versuchte leiser zu kauen und sah zum Nachbartisch hinüber. Dort saß Horst direkt neben Anna, deren Gesicht ich nicht sah. Dafür das von Horst. Er hatte vorher herübergegrüßt, als ich vom Klo zurückkam. Hatte mit einer schnellen Kopfbewegung auf die schreiende Frau gedeutet, die nun still dasaß, und dann den Kopf geschüttelt und mich so angesehen, als wollte er damit sagen, Wahnsinn oder?! Dass es so was gibt!! Ich hatte seinen Blick nicht erwidert und sah jetzt, wie Anna ihm die Schüssel mit den Pellkartoffeln hinreichte. Er lächelte sie freundlich an, bediente sich und aß dann schweigend weiter. Es war ja wirklich dämlich, eifersüchtig zu sein, auf ihn, aber ich war es. Ich hasste ihn dafür, dass er in der Lage war, Pellkartoffeln von Anna angeboten zu bekommen, sie dafür dankend anlächeln zu dürfen und dann souverän schweigend weiterzuessen und so zu tun, als wäre er an einem Flirt mit ihr nicht im Geringsten interessiert. Aber wenn ich ehrlich bin, ich glaube... nein... ein bisschen... ja... ein bisschen hatte er schon geflirtet, mit ihr, vorher in der Halle, auf der Bank. Ja, und sie missfiel mir, weil sie so stark auf ihn einging. Ihn betätschelte.

Als könnte er kein Wässerchen trüben.

„Wollen Sie noch Pellkartoffeln?“, fragte mich plötzlich die Frau, die mir direkt gegenüber saß. Die Versunkene. Und sie sah mich an. Und zwar mit so einem hellen Lächeln, dass ich es erst gar nicht erwidern konnte. Zu erstaunt war ich. In dieser Frau! Ein solches Lächeln?

„Ja ja ja”, antwortete ich verhalten, obwohl ich gar nichts mehr wollte.„Da nehmen sie.“ Sie hielt mir die Schüssel hin, und es war mir extrem peinlich. Vor den Andern. Von denen sie keinen je angesehen oder gar angelächelt hätte. Ich nahm mir besonders viel. Dann sah ich sie an, und sie lächelte wieder. Sie stellte die große Glasschüssel auf den Tisch zurück, und im selben Moment verfinsterte sie sich wieder.

Verringerte sich auf ein Minimum von Funktionalität. Verkleinerte sich. Sank ein.

Ich aß. Es war mir noch immer peinlich und ich sagte, so, dass sich jeder am Tisch angesprochen fühlte:

„Hmm. Das schmeckt aber nicht schlecht heute!" Niemand reagierte. Dann sagte ich: „Genau richtig durch, das Fleisch! Lecker, lecker."

Und wieder sagte niemand was. Sie waren depressiv. Wie ich. Das wusste ich. Aber das Lächeln dieser Frau vorhin hatte mich derart aus dem Konzept gebracht, dass ich es für einen Moment vergessen hatte. Dass ich depressiv war, und dass sie es waren.

Unsinn. Natürlich waren sie das nicht. Aber irgendwie... irgendwie...

„Ich weiß nicht, ob ich es noch lange aushalte!?", sagte plötzlich der etwa 50-Jährige neben mir. „Wie meinst du das?", fragte ihn seine Tischnachbarin besorgt.

„Das wisst ihr doch genau!", antwortete er mit klarer und heller Stimme, so dass der Satz noch einige Sekunden über dem Tisch nachklang. Und da er nicht kommentiert wurde, gehe ich davon aus, dass die anderen zustimmten. Schweigen ist doch Zustimmung, oder?

Aber hier ist Schweigen was anderes. Hier ist Schweigen der reine Protest. Im Grunde schwieg hier keiner. Unsere Stille war ein irrsinniges Geschrei. Unsere bedächtigen Bewegungen wilde Raufereien.

„Warum lässt du dich nicht höher setzen? Von den Medikamenten?", fragte ihn seine Tischnachbarin.

„Haben sie doch schon", antwortete er.

„Und??!", fragte sie.

„Nichts und. Das siehst du doch", meinte er anklagend.

„Dann ist es das Falsche. Ihr müsst weiterprobieren. Bei mir hat es letztes Jahr sechs Monate gedauert, bis wir das richtige Medikament gefunden hatten."

Er schwieg.

„Dorotalfil!"

Sie führte die volle Gabel zum Mund.

„Aber davor musste ich fünf andere durchtesten. Die Hölle." Ihr Gesicht errötete um den Mund. Der Rest blieb weiß.

„Was kriegst du jetzt?", hakte sie nach.

„Tyratora... ich weiß nicht mehr genau...Tyraflo... ach, irgendwie halt!"

„Tyratorafil – kenne ich", sagte sie. Und dann: „Du darfst jetzt nicht aufgeben. Es gibt für jeden das richtige Medikament. Auch wenn die Psychoanalytiker was anderes erzählen. Das ist nicht normal. Wir sind nicht normal. Es ist eine Krankheit. Und da gibt es Medikamente."

Die Rötung um ihren Mund hatte nachgelassen und sie kratzte die Reste des Essens in ihrem Teller zusammen, hob sie mit dem Messer auf die Gabel, aß und legte dann Messer und Gabel in Kreuzform auf ihren Teller. Nicht parallel. Sondern gekreuzigt.

Ich sah in das Gesicht des Mannes, den sie eben belehrt hatte und meinte:

„Ich nehme gar keine Medikamente."

„Gar keine?!!“ , fragte sie.

„Nein“, erwiderte ich kraftvoll.

„Das geht doch gar nicht! Wozu bist du sonst hier?“, fragte sie aufgeregt, und die Rötung um ihren Mund stieg nun über ihre Wangen bis zu den Ohren. „Das weiß ich... ich meine... ich weiß auch nicht wirklich warum... eigentlich.“ Der ganze Tisch schwieg. Und mir war es schon wieder peinlich. Peinlich aufzufallen. Herauszufallen. Obwohl mir das sonst gut gefiel. Im Grunde.

„Bei wem bist du?“, fragte plötzlich der Patient, der vorher gemeint hatte, dass er nicht mehr könne. „Bei Doktor Fink“, antwortete ich. „Vielleicht sollte ich da auch hin“, entgegnete er und sah mich fragend an.

„Der muss verrückt sein“, meinte die Frau. „Das ist unverantwortlich. Das darf der doch gar nicht.“

Ich sagte nichts.

„Ach warte. Du wirst schon auch noch darauf kommen! Anders geht’s auch gar nicht. Warum wehrst du dich. Lehn’ dich doch einfach ein bisschen zurück.“

Ich hatte keine Lust zu antworten und konzentrierte meine Handlungen – für alle sichtbar – auf den Nachtisch. Ich drückte die nassen Pfirsichhälften mit der Gabel auseinander, nahm den kleinen Löffel und aß. Die Tatsache, dass sich die gelben Pfirsichstückchen im Mund furchtbar schlüpfrig und nass anfühlten, erheiterte mich. Für einen Moment zumindest.

Und ich dachte, dass ja eigentlich alles in Ordnung war. Ich saß an einem Tisch, umgeben von Menschen, die sich für mich interessierten, sich mit mir unterhalten wollten, ich war jung, sah nicht gerade schlecht aus, war satt, sah zwei Tische weiter ein hübsches Mädchen sitzen, es war Mittag, und ich hatte noch den halben Tag vor mir und frei. Und was war eigentlich falsch?! Was war anders als sonst?? Was?!!

Nachdem Teller, Besteck und Schüsseln vom Klinikpersonal weggeräumt worden waren, waren die Tische leer, und ich blieb noch für einen Moment sitzen. Dass alle so schnell vom Tisch aufgestanden waren, war seltsam. Sie hätten sich doch noch ein bisschen unterhalten können. Miteinander. Ich weiß nicht. Kein Bedarf wahrscheinlich. War mir im Grunde aber auch nicht unrecht. Ich spreche auch nicht allzu viel. Mit andern. Von daher waren sie mir sympathisch. Und der Typ, der nachfragte, bei welchen Arzt ich sei, machte beim Aufstehen den Eindruck, als müsste oder wollte er sich irgendwann nochmals mit mir unterhalten. Über meinen Arzt. Der mir keine Medikamente gab. Oder über was anderes.

Ich hatte auf jeden Fall das Gefühl, zwischen ihm und mir sei noch irgendetwas offen. Keine Ahnung.

Viel wichtiger war ja wohl, wie ich mit Anna ein Gespräch anleiern konnte.

Was nimmst du für Medikamente?!

Nein, schlechte Frage.

Ich müsste irgendwas mit Aquarien bringen. Aber ein Aquarium hatte sie wahrscheinlich schon längst nicht mehr. Ich ja auch nicht. Und was konnte man schon über Aquarien sagen!

Dass ich versucht habe, Guppys zu züchten? Dass die aber ständig aufgefressen wurden. Von ihren Eltern? Nein!

Ich müsste ihr etwas von meinem Wunsch, Regisseur zu werden, beibringen. Damit sie Lunte riecht. Nichts Zoologisches. Das war nur was für Doktor Seeholz. Und nicht für meine... meine... wie nenne ich sie? Aristo-Babe.

Mein Aristo-Baby.

Ich liebe sie. Ich glaube, ich liebe sie. Ja. Ich hab mich in sie verliebt. Das glaube ich. Wenn mich in diesem meinem Zustand noch etwas erreichen kann. Noch so auf mich wirken kann. Dann muss es Liebe sein, oder?!

Oder aber ich müsste über was ganz Einfaches reden. Über diese seltsamen Nasszellen, die es hier gab. Kabinen. Ganz aus Plastik. Eine neben jedem Krankenzimmer. Man ging hinein. Oder besser gesagt, man stieg ein. Und dann war da nicht mal ein Duschkopf, ein Schlauch, eine Brause oder irgendwas. Nein. Das Wasser kam aus der Decke. Tröpfelte fies herunter. Völlig unbefriedigend. Unkonzentriert.

Darüber konnte man sprechen. Oder über Horst. Über seine Geschichte mit den Tabletten.

Nein. Das war zu frustrierend.

Ich sah zu den andern hinüber, die jetzt eine Schlange vor der großen Fernsehcouch bildeten. Dort saß eine Schwester. Die mit den orangefarbenen Haaren. Helga. Und verteilte Pillen. An alle. Ich hätte mich am liebsten eingereiht. Einfach geschluckt. Ja! Warum war ich eigentlich so dumm. Wehrte mich. Wie die eine es nannte. Es sah so niedlich aus. Das kleine transparente Plastikbecherchen. Das jedem gereicht wurde. Um den bunten kleinen Pillen den Weg in den Magen zu verschönern. Und die bunte Farbe der Pillen vermittelte wirklich den Eindruck von Effektivität. Von Eindeutigkeit.

Knallgelb.

Blutrot.

Grasgrün.

Was bildete ich mir ein! Auf meine Gespräche. Mit Fink. Ich entschloss mich, ihm bei unserer heutigen Gesprächsstunde mitzuteilen, dass ich ab jetzt auch medikamentös behandelt werden wollte. Die andern hatten recht. Sie hatten wirklich recht.

Dann hätte ich auch endlich ein Gesprächsthema für Anna. Etwas, mit dem sie sich sicher auch auskannte. Nicht Aquarien. Oder Spinnereien. Über Drehbücher. Die niemals verfilmt werden.

Ich erhob mich endlich von meinem Stuhl und ging Richtung der Schlange meiner auf Medikamente wartenden Freunde. Nein. Sie waren nicht meine Feinde oder Gegenspieler. Sie waren Gleichgesinnte. Wie ich.

Schwester Helga ignorierte mich, als ich an ihr vorbeiging. Ich ging weiter auf den Gang und hatte wieder das Problem, dass ich nicht wusste, wo hingehen. Was tun. Wie sich verhalten.

In der Psychiatrie. In einer Psychiatrie. Es war wirklich an der Zeit, dass ich meine Zeit hier sinnvoll nutzte. Von den Medikamenten Gebrauch machte. Denn sonst würde ich hier rausgehen. In ein paar Wochen. Und wieder hätte sich nichts geändert. Ich schämte mich innerlich vor Schwester Helga. Kam mir arrogant vor. Zu glauben, ich könnte es schaffen. Ohne Hilfe. Chemische.

Da hingen immer noch die Poster von Gauguin an den Wänden. Gauguin war der Freund von van Gogh. Sie hatten zusammen gemalt. In der Provence. Und Vincent wurde verrückt. Paul nicht. – Warum?!

Beide malten. Beide waren erfolglos. Und heute bringt ein van Gogh bizarr viel ein. Mehr als ein Gauguin. Ah! Da haben wir's. Er war einfach besser. Vincent war besser. Und?! Was soll das heißen? Ja, dass er zu gut war, Vincent. Und Paul nicht gut genug. Und deshalb nicht verrückt wurde. Er war einfach nicht gut genug, der arme Paul.

Ich entschloss mich, in mein Zimmer zu gehen und mich ein bisschen aufs Bett zu legen.

Die andern beiden Betten waren leer. Ich war allein. Also ging ich zum Fenster. Ich lehnte meine Stirn gegen die Scheibe und stierte ins Leere. Draußen fuhr ein blauer Stadtbus vorbei. Soviel erkannte ich noch. Ich drückte mich von der Scheibe weg und sah, dass meine Stirn einen Abdruck hinterlassen hatte. Ein klarer Beleg dafür, dass ich da war. Wie der Patient, der nur mit schriftlicher Bestätigung daran glaubte, dass er hier war. Vielleicht sollte ich mir ein paar seiner Formulare holen?! Oder besser noch – ich sollte hinaufgehen, in seine Station, und ihm plausibel darlegen, dass er existierte. So, dass er keiner Unterschrift mehr bedürfte. Ihn überzeugen. Im Denken war ich gut, schließlich.

Aber wie?! Wie konnte ich es ihm erklären. Ich zog den Ärmel meines Hemds nach vorn und versuchte, den Fettfleck wegzuwischen. Ich könnte ihm eine scheuern. Dann wär's gleich klar. Dass er existiert. Aber vielleicht genügt ihm das ja nicht. Der Schmerz. Als Beweis. Für Existenz. Ich sah, wie der Fleck allmählich verschwand. Dann lehnte ich meinen Kopf wieder an. Und wieder weg. Wieder der Fleck. Und wieder wischen. Und noch mal und noch mal. Bis der Fleck immer undeutlicher wurde. Wahrscheinlich weil kein Fett mehr da war. Auf meiner Haut. Bis ich schließlich gar nichts mehr sah. Nur sauberes Glas. Durchsichtig. Ohne Eigenart. Ich sah auf die Uhr über der Türe. In einer halben Stunde begann mein Gespräch mit Doktor Fink.

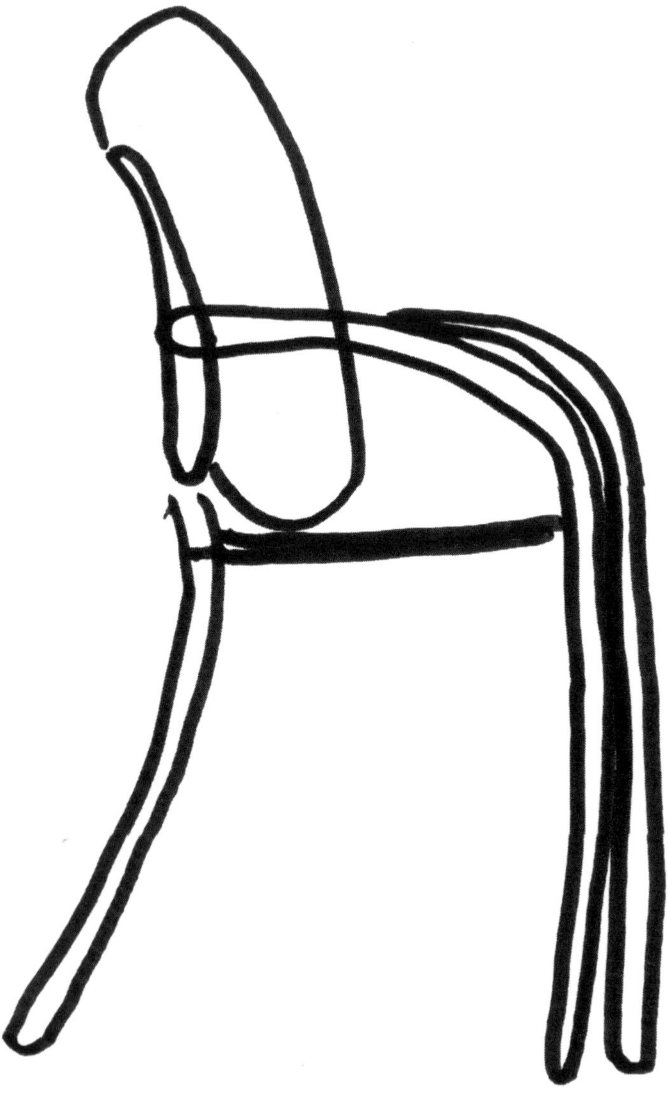

III.

„Und – was haben Sie gemacht, heute?“ Doktor Fink lehnte sich entspannt in seinen Sessel zurück.

„Ich sah mich ein bisschen um. Hier. In der Klink. Außer im Innenhof. Da war ich nicht.“ Ich atmete tief ein.

„Und sonst... was haben Sie sonst noch so gemacht?“, fragte er.

„Ich habe mich unterhalten.“

„Mit wem?!“

„Mit einem Patienten.“

Ich wollte auf ein anderes Thema umlenken, wusste aber nichts zu berichten, von dem, was ich gemacht hatte. Weil mir nichts einfiel. Weil ich nichts gemacht hatte.

„Und was... und über was haben Sie sich unterhalten?“

„Darüber, dass er versucht hat, sich umzubringen. Und dass er Aspirin genommen hat. Anstelle von Schlaftabletten.“ Ich sank etwas in meinem Sessel ein. „Und dass er deshalb noch lebt.“

Dann war Stille. Im Raum. Ärgerliches Schweigen. Und mir war, als könnte ich Doktor Fink denken hören.

So still war es.

„Ja denken Sie manchmal an Selbstmord?“, hallte es plötzlich aus ihm heraus. Allerdings mit ruhiger und kontrollierter Stimme. Aber mit einem Nachdruck, den ich sonst von ihm nicht kannte. Mein Blick ging Richtung Fenster. Vorbei am Garderobenständer, an dem sein schwarzer Rucksack hing, ging entlang der vorderen Kante seines Hartplastikschreibtischs hinauf auf den marmornen Fenstersims und kam an den weiß lackierten Verstrebungen des Fensters zum Stillstand. Ich wusste, dass er mich ansah.

„Ob... ob ich an Selbstmord denke?“ Ich eiste meinen Blick von den Fensterstäben los und entließ ihn ins Freie.

„Na ja... ich meine, den Gedanken kenne ich schon, als solchen. Aber ich wollte es noch nie wirklich tun.“

„Mhhm“, erwiderte Fink, und ich wagte einen Blick in seine Augen. Alles war in Ordnung! Kein Anzeichen eines Verdachts auszumachen.

In diesem Augenblick wollte ich ihm meinen Entschluss mit den Medikamenten mitteilen. Er kam mir zuvor:

„Ich muss noch ein bisschen was von Ihnen erfahren! Von Ihrem Leben davor.“ Der Ausdruck gefiel mir: Leben davor.

„Erzählen Sie mir doch mal.... Die Filmhochschule hatte Sie abgelehnt, mit Ihrem Drehbuch über... über...“

„Ludwig, König Ludwig. Von Bayern“, ergänzte ich.

„Ja. Und danach studierten Sie Zoologie, ja. Und nach nicht ganz zwei Semestern brachen Sie ab.“

„Ja. Stimmt“, erwiderte ich.

„Jaaa gut.“ Er sann kurz nach und meinte dann: „Und dann. Was taten Sie dann?“

„Ich hatte ja gedacht, dass mein Zustand nach der Beendigung des Zoologiestudiums besser würde.“

„Und?“, fragte er.

„Nichts. Für eine Woche ja. Aber dann, alles wieder gleich. Schlimmer sogar.“

„Ja?“

„Ja.“. Ich kratzte mich am Kopf. „Eigentlich... eigentlich dachte ich ja, dass alles wegen der falschen Studienwahl soweit gekommen sei. Mein Zustand. Deshalb brach ich ja ab.

Ich dachte, dass das Studium die Ursache für alles sei."

„Aber es war nicht so", fügte Fink behutsam und erklärend ein. „Und was entschieden Sie dann?"

„Ich entschied... ich wollte eine einfache und harte Arbeit annehmen. Das könnte die Lösung sein. Dachte ich. Für alles."

„Einfach und hart", wiederholte Fink gemächlich.

„Ja, einfach und hart. Damit ich wegkäme. Von allem. So abgeschafft wäre, nach einem Arbeitstag, dass ich mich nicht mehr selbst zerstören könnte, wie bisher. – Ich musste das Biest bändigen, das Vieh."

„Das Vieh?", wiederholte Fink etwas verwirrt.

„Ja, das Vieh. Das bin ich."

Ich rückte meinen rechten Hemdsärmel zurecht und sah auf den Boden. Als mein Blick wieder aufstieg, erblickte ich den Rucksack von Doktor Fink, mit dem ich ihn heute Morgen in die Klinik kommen sah, zur Arbeit. Und ich hätte mir so gewünscht, ihn auch aufschultern zu können, heute Abend, und nach Hause zu fahren, wie er es tat. Sich auf sein Rad zu schwingen, den Arbeitstag hinter sich zu haben und nach Hause zu radeln, durch die milde Sommerabendstadt. Aber für mich gab es keine Entspannung. Kein Arbeitsende.

Es ist nämlich ein übler Trugschluss zu glauben, Menschen, die schwermütig sind, wären faul oder untätig. Im Gegenteil. Sie sind Akkordarbeiter. Ihre Seele arbeitet am Fließband. Ohne betriebsrechtliche Pausen oder ein menschenwürdiges Arbeitsumfeld. Ja. Du bist völlig überarbeitet und überfordert.

Weil alles Aufgabe ist. Alles Projekt.

Dieser wundersame, wunderbare, schwarze Rucksack. Ich wäre so gerne er. Doktor Fink. Wie er redet. Wie er reagiert. So souverän. Selbstverständlich. Als müsste er nicht alle fünf Minuten seine gesamte Welt neu erschaffen, alle Dinge und Kreaturen benennen, ihnen Leben einhauchen und ihnen genau sagen, was ihre Aufgabe sei. Auf dieser Erde. In diesem Leben. Nein. Er redete einfach. Ging auf mich ein. Erfragte meine Biographie. Erschuf ein Vertrauensverhältnis. Blieb auf angemessener Distanz. Machte sich Notizen. Brachte das Gespräch nach fünfundvierzig Minuten zu einem Ende. Einem brauchbaren Ende.

Wie beneidenswert. Wie furchtbar beneidenswert. Wie einfach.

Doch unerreichbar. Für mich. Existierkrüppel.

„Und wie lief dann die harte Arbeit?“, wollte er wissen. Ich riss meinen Blick von seinem Rucksack los und antwortete:

„Oh Gott!“

„Ja?!“

„Es war... es war so eine Art Holzfabrik. In meiner Heimatstadt. Die stellten Furniere her. Und alles, was man tun musste, war, Stapel von Furnieren nach links oder rechts zu hieven. Einer beurteile die Qualität und sagte dann links oder rechts. Rechts schlecht, links gut.“ Ich dachte unweigerlich daran, dass ich nach rechts gehörte, unweigerlich. Sah mich am Boden liegen, an die Reihe kommen, um dann von Hilfsarbeitern auf den rechten Stoß gehoben zu werden.

Das Hochgehobenwerden genoss ich. Aber dann...

„Doch mein Gehirn arbeitete immer noch auf Hochtouren. Soviel ich auch hochhob. Wie sehr ich auch schwitzte.“

Und ich schwitzte wirklich sehr, in dieser Holzfabrik. Und es roch nach frischgeschnittenem Holz. Und ständig fasste man in weichen Holzstaub. Er lag überall.

„Sie kamen von den Gedanken nicht los", ergänzte Fink.

„Nein. Und das Verrückte war, der Chef war ganz begeistert von mir. Nach ein paar Tagen nahm er mich zur Seite, weg von den anderen Arbeitern, und fragte, ob ich nicht mal seinen Wagen in die Waschanlage fahren könnte."

Ich wusste nicht, was das bedeuten sollte. Zumal es sich um eine Mercedes Höchstklasse handelte und dieser Mensch, der mich nie zuvor gesehen hatte, mir das blindlings anvertraute, wofür Armeen von Baumstämmen haardünn geschnitten, begutachtet und gestapelt wurden.

Natürlich fuhr ich. Passte meinen, in schmutziger Arbeitskleidung weiterschwitzenden Körper in die fabrikneu duftenden Luxusledersessel des Mercedes ein, wagte weder Sitzposition noch Rückspiegel zu verstellen und drückte behutsam aufs Gas. Automatik. Ich war draußen. Aus der Halle. Dem Staub. Hatte es geschafft. In einen Mercedes der S-Klasse. Und wunderte mich noch immer, warum dieser Mensch mir dieses Heiligtum der Moderne anvertraut hatte. Ich fragte mich, warum er mich gewählt hatte. Er hatte irgendwas von Nachfolger gesprochen. Schwierig einen zu finden. Ein guten.

Nun, er hatte mich erwählt. Für seine Furniere. Seine Hallen. Seine Pferdestärken. Und irgendwie, für einen Moment, gerade als ich den Mercedes auf gut hundert Stundenkilometern hatte, fühlte ich, dass ich es auch könnte. Ihm nachfolgen. Und dass ich ihn gewiss nicht enttäuschen würde. Im Gegenteil. Ich kann nämlich eigentlich alles. Auch wenn das eitel klingt. Ich könnte auch eine Firma leiten. Furniere feilbieten. Warum nicht. Ich fuhr also und fuhr. Und dann kam ich unter eine Brücke. Und kurz bevor ich durchfuhr, heftete sich mein Blick an die Betonpfeiler. Und es wäre, und jetzt bin ich mir sicher, es war der geeignetste Augenblick gewesen – ein besserer folgte bis zum heutigen Zeitpunkt nicht – mich elegant zu suizidieren.

Das alles verschwieg ich natürlich. Vor Fink. Aber ich musste in dem Moment, als ich ihm die Furniergeschichte erzählte, wieder deutlich daran denken. Sehr deutlich sogar. Diese wundervolle, powervolle Rennmaschine gegen ein gutes Stück deutscher, zementierter Baukunst zu setzen. Und einen zukünftigen Chef zurückzulassen, der die Welt auf Jahre nicht mehr verstehen würde. Vielleicht auf immer.

„Das muss Sie doch mit Stolz erfüllen, dass der Besitzer dieser.... dieser Firma..."

„Furnierfirma", ergänzte ich.

„Ja. Dass der Besitzer dieser Furnierfirma Sie, obwohl Sie in diesem schlechten Zustand, wie Sie es beschrieben, waren, auswählte, um seine Furnierfirma irgendwann mal zu übernehmen. Meinen Sie nicht?"

„Ja. Doch. Doch doch."

„Und Sie gingen nicht weiter darauf ein, oder?", fragte Fink.

„Nein."

„Nein", wiederholte Fink und er bemühte sich dabei sichtlich, seine Enttäuschung über diese Entscheidung zu verbergen.

„Und warum nicht?", entfuhr es ihm plötzlich ungewollt.

„Ja, weil ich gemerkt hatte, dass es die körperliche Arbeit auch nicht ist." Ich scufzte unhörbar. „Die mir helfen kann." Fink reagierte nicht. Er verstand mich nicht. Obwohl er objektiv sein musste, als Arzt, neutral.

Ich versuchte, es ihm zu erklären. „Ich musste den Furnierjob aufgeben. Ich war sogar unfähig, die Furnierstapel richtig zu fassen zu kriegen. Sie flutschten mir aus den Händen. Die andern Arbeiter sahen mich an. Selbst er sah es. Der Chef. Aber es schien ihn nicht weiter zu stören. Er musste irgendwas anderes an mir entdeckt haben, das ihn überzeugte. Ich weiß es nicht."

Ich schaute äußerst missmutig drein und versuchte dadurch Fink zu signalisieren, dass ich zum nächsten Gesprächsthema übergehen wollte.

„Aber dieser Firmenchef muss ja etwas an Ihnen gefunden haben!" Er hielt inne. „Was glauben Sie denn, was das ist?!"

„Ich weiß es nicht. Ich weiß es wirklich nicht", erwiderte ich und sah Fink vorwurfsvoll an. Und dann fügte ich hinzu, um seine Selbstbewusstseinsaufbaustrategie zunichte zu machen:

„Meine Eltern verstanden mich auch nicht. Sie verstanden es auch nicht, warum ich sein Angebot ablehnte!" Und ich wusste, dass Therapeuten Eltern gegenüber grundsätzlich misstrauisch eingestellt waren.

„Aha! Ihren Eltern hätte es also auch gefallen, wenn Sie dabei geblieben wären?"

„Ja. Sehr sogar."

„Am meisten ihrem Vater, oder?!"

„Ja. Am meisten meinem Vater."

„Ich glaube, wir reden jetzt mal über ihren Vater", sagte Fink. Und er sagte es auf eine Art und Weise, dass mir wirklich angst wurde.

„Meinen Vater." Jetzt wiederholte ich. Was sonst seine Aufgabe war.

„Ja. Ihren Vater." Fink holte tief Luft.

„Aber ich würde lieber über die Ursache meines Zustandes

reden“, unterbrach ich ihn. „Denn wenn ich nicht bald darauf komme – dann weiß ich wirklich nicht mehr!!“

„Was wissen Sie dann nicht mehr?“

„Na ja. Ich glaube, wenn ich nicht bald den Grund dafür finde, dann...“ Ich stierte bedeutungsvoll zum Fenster hin, als wollte ich sagen...

„Jetzt vertrauen Sie mir“, sagte Fink mit der tiefsten Stimme, die er aufbieten konnte.

„Ja, ja.“ Ich vertraute ihm.

„Wir müssen uns über Ihren Vater unterhalten.“

„Und warum?“, fragte ich kooperativ.

„Weil es da einige Gründe gibt, wie ich meine.“

„Einige Gründe?“ Schon wieder wiederholte ich seine Worte.

„Ja“, sagte Fink, und es klang wie Amen.

„Also gut“, erwiderte ich. „Mein Vater –“

Die Einzelheiten dieses Themas lohnt es nicht, wiederzugeben. Fink wollte einfach darauf hinaus, dass mein Vater eine zentrale Rolle spiele. Bei was auch immer. Und ich glaube, ich bediente seine Klischees über Väter und Mütter und Erziehungsprobleme hervorragend. Ich musste gar nicht lügen.

Alles stimmte. Aber es war trotzdem ohne besonderen Belang! Jeder hat schließlich einen Vater. Und niemand von denen kann sich ihn aussuchen.

Oder?!

Nachdem das Gespräch vorbei war, fühlte ich mich ziemlich ausgelaugt. Und das Dümmste war, ich hatte total vergessen, ihn auf die Tabletten anzusprechen. Dass auch ich welche nehmen wollte. Wie alle andern. Allerdings jetzt – in der Zwischenzeit – war ich mir da gar nicht mehr so sicher. Und vielleicht war es ganz gut, dass ich es vergessen hatte.

Ich würde es schon irgendwie schaffen. Auch ohne Tabletten. Mein Gott. Ich musste es doch schaffen. Ich war doch kein Idiot. Ich musste doch draufkommen, woran es liegt, dass ich mich so fühlte, wie ich mich fühlte. Ich musste einfach. Und ich würde. Ich weiß. Ich würde. Bald.

Und dann werden sie sich umsehen. Die andern. Draußen. Dass ich wieder da bin. Unter ihnen. Und schneller. Und besser. Und deutlicher. Als je zuvor. Jetzt war sie mir genommen.

Meine Kraft. Die sonst endlos war. Wirklich! Wer mich jetzt so sieht, mag das nicht glauben. Aber sonst bin ich wirklich verdammt schnell, flexibel, anspruchsvoll und hochkarätig. Wie man eben sein sollte. Als Mensch.

Aber was rede ich da. Ich weiß es nicht. Auf jeden Fall hatte ich kaum die Tür zu Finks Arztzimmer hinter mir geschlossen, da sprach mich jemand von hinten an:

„Und?! Kriegst du jetzt auch Tabletten?“

Es war Anna.

Ich drehte mich um, viel zu schnell, viel zu unsicher.

„Wo... woher weißt du, dass ich...“,

„Ach Matthias. Wir wissen alles hier.“ Und sie lachte und stellte sich neben mich. Sie hatte ein tailliertes Kleid an. In schlichtem Rosé. Ultrakurze Ärmelchen, unter denen ihre schlanken Oberarme wie eine Bosheit hervortraten – diese engen Bündchen ihrer Ärmelchen. Es sah ganz furchtbar schulmädchenvornehmetochtermäßig aus. Ich musste einfach an ihr heruntersehen. Und ich befürchte, sie sah es. Die Knopfreihe, die ihr Kleid hinunterführte. Ich fixierte die hellen, großen, durchsichtigen Knöpfe. Ganz unten einfache Sneakers. Ganz in weiß.

„Ich – ich brauche keine Tabletten“, entfuhr es mir.

„Ja klar“, sagte sie, und ich konnte darin keinerlei positiven, negativen oder gar zynischen Tonfall erspüren.

„Gehen wir ein bisschen in die Halle? Auf die Bank? Wo wir saßen, gestern?“, fragte sie mich.

„Ja“, entgegnete ich und wunderte mich, dass sie sich noch erinnern konnte. Dass wir auf dieser Bank gesessen hatten. Mit Horst.

Sie sagte kein Wort mehr und ging voraus. Aus unserer Station. Die Treppen hinunter. Ins Parterre. Und schließlich in die große Durchgangshalle der Klinik. Die Bänke waren leer. Und ich war ihr gefolgt.

Es war nicht viel Verkehr, jetzt, um die Mittagszeit. Und plötzlich fand ich es erstaunlich, wie man sich hier aufhalten konnte. Anna tat es wohl schon länger als ich. Und es war so ganz selbstverständlich, dass man hier blieb. In der Klinik. Wir hätten hinausgehen können. Auf die Straße. In ein Café. Irgendwohin. Aber man blieb hier. Und auch ich blieb hier. Ich wollte hier bleiben. Hier war eine Burg. Und wir waren die Bewohner dieser Burg. Oder Festung. Wir alle. Und um uns herum die Ärzte. Es war erstaunlich. Wirklich.

„Du kriegst wirklich keine Tabletten?!“, fragte sich mich.

„Nein.“

„Eigentlich hast du recht. Es bringt auch nichts.“

Wir schwiegen. Und ich war glücklich, dass sie hier war. Mich aufgefordert hatte, hierher zu kommen. Als hätten wir gestern, hier auf dieser Bank, etwas begonnen, das sie nun fortführen wollte.

„Du nimmst also welche", fragte ich vorsichtig.

„Ja ja. Aber lass uns über was anderes reden", meinte sie. „Auf jeden Fall finde ich es gut, dass du keine nimmst. Und dass ich jemanden kenne, der keine nimmt. Und du bist der Einzige hier. Das kannst du mir glauben."

Ich fühlte mich geschmeichelt, aber es klang irgendwie endlos traurig, wie sie es sagte, und ich wusste nicht wirklich, was ich davon halten sollte.

„Was anderes!", wiederholte ich. Ich hatte mir das Wiederholen abgeschaut. Von Fink.

„Ja, was anderes!", wiederholte sie. Höchstwahrscheinlich hatte auch sie Gesprächstherapieerfahrung.

Ich wunderte mich noch immer, dass wir hier drinnen saßen.

Obwohl draußen der wahrscheinlich schönste Sommer der letzten Jahre mit jeder weiteren Stunde seinem Ende zuging.

„Hast du Lust, übermorgen kegeln mitzugehen?! Hier gibt's 'ne Kegelbahn. Im Keller. Es macht irre Spaß."

Ich willigte sofort ein und fragte mich dann, warum sie überhaupt da war. Anna. In einer Klinik. Warum sie hier war. Ich musste es irgendwie erfahren. Weil sich daran alles ablesen ließ, letztlich. Also begann ich:

„Ich weiß nicht, was es ist, das mich so wahnsinnig macht!"

Sie sah mich mit festem Blick an und sagte:

„Ich weiß es! Ich kenne den Grund. Warum ich hier bin."

Ich stutzte und sah sie fragend an.

„Den kann ich dir aber nicht sagen", fügte sie hinzu. „Ich hab ihn noch niemandem gesagt. Vor allem denen hier nicht."

„Ja?", erwiderte ich mit unterdrückter Bewunderung.

Ein mit sich selbst im Gespräch befindlicher Patient schlenderte an uns vorbei. Man konnte seine Worte nicht verstehen.

„Aber du hast einen Grund, oder?“, hakte ich nach.

„Natürlich“, sagte sie fast vorwurfsvoll. „Du hast keinen?!“

„Nein. Ich suche -“

„Ich würde ihn dir ja sagen, meinen Grund. Aber dann...“ Sie verstummte und zog sich sichtbar ein paar Meter in sich selbst zurück.

„Ich will ihn gar nicht hören!“, unterbrach ich, um zu verhindern, dass sie völlig verschwand.

„Dann bist du der Dritte“, meinte sie.

„Der Dritte?“, fragte ich.

„Der Dritte, der ihn nicht hören will, von allen, denen ich bisher begegnet bin.“

Ich sagte nichts. Sah, wie der Selbstredner am hinteren Ende der Halle kehrtmachte und wieder auf uns zukam.

„Du bist der Dritte“, sagte sie mit ihrer dünnen Stimme und lächelte mich einen Moment lang an. „Das gefällt mir“, sagte sie. „Ich werde dich den Dritten nennen.

Den Dritten – ich hatte auch schon bessere Namen. Ich fühlte mich herabgesetzt. Auf den dritten Platz. Womöglich war auch noch dieser Horst vor mir.

Sie spürte, dass mir ihre Namenstaufe nicht gefallen hatte und meinte: „Dir gefällt dein Name gar nicht!“ Und ihre Stimme verfiel wieder in dieses helle, schwache Monoton. Das sie zierte. Es passte zu ihrer äußeren Erscheinung. Und es ließ sie noch unnahbarer erscheinen. Ätherischer. Und deshalb noch reizvoller. Für mich. – Unnahbarkeit. Es gibt nichts Geileres. Nichts, was mir näher läge. Man muss nicht hingehen. Man kann einfach wegbleiben.

„Wenn du mich so nennen willst...“, sagte ich.

„Jaaa bitte!!“, flehte sie. „Es passt so zu dir.“

Und da war sie wieder. Diese Bitte-Bitte-Masche. Wie gestern. Bei Horst. Es schien ihr zu gefallen, zu bitten und zu betteln und zu flehen und dabei ein Kleineskindgesicht zu ziehen.

Wir hatten gar nicht bemerkt, dass der Selbstredende schon seit einer Weile vor uns stand. Er hatte zu reden aufgehört. Wir sahen ihn zaghaft an. Er starrte auf einen Punkt vor unseren Füßen.

„Können wir Ihnen irgendwie helfen?“, fragte Anna in äußerst zuvorkommendem Ton.

Keine Antwort.

„Suchen Sie etwas?“, unterstützte ich sie.

Wieder keine Antwort. Dann fing er zu sprechen an,

„Wenn man mehr erzählt davon, dass heißt, je mehr man davon erzählt, desto schlimmer wird die ganze Sache.“ Man verstand ihn kaum. Er nuschelte. Dazu redete er staccatohaft, wie ein Automat.

„Aber die Pointe kann man wirklich nicht erzählen, ja wenn ich darauf hinweise und sage, das ist die Pointe, da hier so und so, dann wäre es ja für die Katz gewesen. Die Pointe muss schon von selber kommen und richtig heftig kommen und dann dreht sie die ganze Geschichte um, macht Wahrheiten zu Lügen, Verräter zu Vaterlandsrettern, Gerades krumm, kurzum alles wird in einem und nur einem Moment, hat man die Pointe gefunden, völlig verdreht.“

Er sprach zwar leise, aber seine Sätze kamen wie aus der Pistole geschossen. So, als hätte er zuvor alles, mitsamt

Betonung, auswendig gelernt.

„An alles, woran man glaubte und worauf man stolz war, es zu wissen, an allem wird auf einmal alles anders und das wegen einem Wort, der Pointe, die man nun plötzlich richtig erfasst. Vorher immer, stundenlang, Tage, ja vielleicht jahrelang das Wort und die Geschichte und das Gesamte eben immer auf eine Art erfasst und mit einem Mal – das Wort bleibt das Gleiche, das es immer war – verrückt sich alles."

Keiner von uns beiden wusste, ob es einen Sinn machte, was er da von sich gab. Aber wir hörten beide wie gebannt zu.

„Ich kann ja nicht die Pointe erzählen, das geht ja nicht, man kann keine Pointe erzählen, man kann nur um die Pointe herumreden. Die ganze Weltgeschichte ist geschrieben worden, um die Pointe zu verbergen. Nur aus diesem Grund dreht sich die Kugel. Damit die Pointe nicht rauskommt. Denn käme sie raus, dann müsste man nichts mehr ernstnehmen.

Dann wäre doch alles ein Witz. Alles erleuchtet."

Während seines gesamten Vortrags stierte er auf diese eine Stelle am Boden. Er hatte gar nicht mit uns gesprochen. Wir waren nur zufällig da.

Er machte eine kurze Pause und dann sagte er abschließend, wie als Fazit:

„Alles wird erzählt, um die Pointe zu verbergen. Alles geschieht aus diesem Grund."

Er drehte sich um, sprach den gleichen Satz nochmals und setzte sich dann wieder langsam in Bewegung. Zum Ende der Halle hin, von dem er auf uns zugekommen war. Und nachdem er ein paar Meter gegangen war, setzte er wieder an zu sprechen.

Anna stand abrupt auf und sagte: „Komm, ich zeig dir was!

Ich muss dir unbedingt was zeigen!" Sie schien gelichteter nach seinen Worten und machte den Anschein von Unternehmungslust. Die ich sonst nicht kannte, bei ihr. Da sie sonst eher wie ein leiser und dauerhafter Summton dahinglitt.

Ohne frequentielle Ausschreitungen.

Sie stand auf. Ich stand auf. Sie ging. Und ich ging hinterher.

Die Flure waren jetzt fast leer, es war Mittagszeit, und ich dachte daran, dass man uns vermissen könnte, auf unserer Station, da sie jetzt zusammensitzen mussten, beim Mittagsessen, und zwei Plätze leer waren. Meiner. Und der von Anna. Und das gefiel mir. Und ich wusste, dass ich nicht mehr lange hier sein würde. Dass ich alles schaffen konnte. Überhaupt alles. Und dass meine Kräfte zurückkehren würden.

Mit absoluter Gewissheit. Als ich sie so vor mir gehen sah, mit absoluter Gewissheit.

Anna stieg die Stufen hoch. Ging an der Glastür zu unserer Station vorbei und in den nächsten Stock. Dann noch höher.

Und noch höher. Auf jedem Stockwerk befanden sich zwei Stationen. Und je höher man kam, desto schwerwiegender waren die Fälle. Das hatte Fink mir erklärt. Ich weiß nicht. Aber tatsächlich wurde es immer seltsamer, je höher wir kamen. Immer ruhiger. Im obersten Stockwerk blieb Anna dann vor der Eingangstür zur letzten Station stehen, sah mich angespannt an und sagte:

„Hier kommt keiner raus. Das ist die Forensik. Die Gerichtsmedizin."

„Ja?", fragte ich, noch ein wenig außer Atem vom vielen Treppensteigen.

„Ja. Hier sind die Menschen drin, die eigentlich nicht leben dürfen“, sagte sie mit einer Mischung aus Belehrung, Bewunderung und Neugierde. Ich sah die Türe an, als würde ich irgendwie daraus schlau.

„Ich würde gerne einen kennen, von ihnen“, meinte Anna aufgeregt.

„Aber das könnte dir nicht gut bekommen, unter Umständen“, sagte ich.

„Komm, ich zeig dir noch was anderes!!“ Sie war immer noch ganz aufgekratzt, und ich hatte kurz das Gefühl als könnte ich sie retten. Heilen. Sie ging wieder die Treppen nach unten. Übersprang immer eine. Angelte sich am Treppengeländer behelfsweise hinab. Sie krümmte ihren Rücken, und ich mochte es, wie sie hetzte. Es gefiel mir. Es machte sie irgendwie verletzlicher, menschlicher, als sie sonst schien. Ich hätte ihr so gerne zugerufen: Warte! Ich will mit! Ich will mit! Ich liebe dich!

Dann blieb sie im Stockwerk über unserer Station abrupt stehen und ging langsam, als müsste sie sich anschleichen, an die große Fensterfront, die in einen kleinen ungenutzten Innenhof hineinsah.

„Da unten, siehst du?!“

„Ja. Da ist ein kleiner Hof.“

„Nein. Die Skulptur. Siehst du sie??!“

„Die Skulptur?!“

Jetzt erkannte ich es. Da war ein von gestrüppartigem Efeu überwucherter Baum. Doch von dem Baum war nicht mehr viel zu erkennen. Nur noch ein Meer von giftig dunkelgrünem Efeu, das sich wie die Schuppen eines Fisches nahtlos und geschlossen an den toten Baum schmiegte.

„Vielleicht war es anfangs mal eine Liebe“, sagte ich.

„Was?“, fragte Anna.

„Eine Liebe. Zwischen dem Baum und dem Efeu.“

„Und was geschah dann??!“, wollte Anna wissen, und es machte den Anschein, als wollte sie nun irgendein wunderbares Märchen hören, das ich nun flugs zu erfinden hatte.

„Das gefällt mir mit dem Baum und der Liebe“, beteuerte sie.

„Ja, aber dann geschah etwas Schreckliches“, flüsterte ich, und Anna sah mich bedeutungsvoll an. „Dann befand der Baum, dass die Liebe des Efeus zu oberflächlich sei. Er begann an ihr zu zweifeln und wollte sich vom Efeu trennen. Der Efeu bekam Angst und klammerte sich fester an den Baum. Und er begann, den Baum mit ganzer Inbrunst zu lieben und ließ nicht mehr von ihm. Er bemühte sich, wo er nur konnte, ihn zu berühren und zu umarmen. Und in all der Zeit bemerkte der Efeu gar nicht, dass seine große Umarmung den Baum längst erdrosselt hatte.“

„Das ist ja wunderschön“, sagte Anna strahlend. „Woher kannst du das?! Du kannst wunderbar Geschichten erzählen!“

Ich sah zu dem riesigen Knoten von Efeu hinab und begann, selbst an meine Geschichte zu glauben. Und ich dachte, dass ich nicht nur der Baum war. Sondern auch der Efeu.

Und dann sah ich Anna sehr ernsthaft an und sagte:

„Aber weißt du, was das Grausamste an der ganzen Geschichte ist?“

„Nein“, antwortete sie mit dem Gesicht eines kleinen frommen Mädchens.

„...dass der Efeu bis heute nicht davon erfahren hat!“

„Wovon?“, wollte sie wissen.

„Vom Tod des Geliebten“, entgegnete ich und sah wieder stumm in den Hof hinunter.

„Das ist wunderschön!“, schrie sie fast, und dann gab sie mir einen kleinen trockenen Kuss auf die linke Wange.

Ich war schockiert. Ich meine, nicht schockiert. Sondern. Aber ich musste ganz kühl bleiben. Nichts anmerken lassen. Mir. So sah ich weiter in den Hof hinunter.

„Ich muss die Geschichte jemand anderem erzählen!“, meinte Anna aufgeregt.

„Nur zu“, sagte ich mit schweigendem Blick.

„Darf ich das?!“

„Ja ja. Ja ja. Nur zu.” Ich schwebte. Ihre Lippen waren. Ich weiß nicht. Es war. Es war wie früher. Für einen Moment. Ich spürte, wie der Kuss sich in mir ausbreitete. Expandierte. Und in kürzester Zeit alle Regionen meiner anatomischen Geographie unterjocht hatte.

„Oh scheiße. Ich muss ja längst in der BT sein!“, sagte Anna plötzlich.

„BT?“, fragte ich.

„Beschäftigungstherapie“, sagte sie und war weg. Und ließ mich allein mit dem mörderischen Efeu, dem toten Baumstumpf und meiner Geschichte, die ich so erfreulich gar nicht fand. Ich wusste nicht, was sie daran schön gefunden hatte.

Wirklich nicht.

IV.

Am nächsten Tag sollte ich untersucht werden. Körperlich. Ob da nicht doch vielleicht irgendein Organ falsche Dinge tat, wodurch chemische Reaktionen hervorgerufen wurden, die dann eine Depression auslösten. Also innere Vorgänge, auf die ich keinen Einfluss hatte. Und insgeheim wünschte ich mir das auch. Dass sie irgendwas finden würden, was verantwortlich wäre. Dafür –

Dazu musste ich in einen Nebentrakt der Uniklinik. Ich ging dorthin. Die Schwester gab mir eine sehr reservierte Patientin unserer Station mit, die ich führen sollte. Ich könnte das doch gut, meinte die Schwester. Und als ich mit der Frau im Arm – sie hängte sich sofort ein, ich konnte nichts dagegen unternehmen – als ich mit ihr aufbrach, da wunderte ich mich dann doch, dass sie mir diese Frau anvertraut hatten. Einem Irren. Eine Irre. Vielleicht wirkte ich doch nicht so verwirrt auf das Klinikpersonal.

Ich musste jedoch an den Blinden denken, der einen Taubstummen führt. Oder so irgendwie hieß es doch im Neuen Testament. Und dann fallen beide in die Grube am Straßenrand. Glaube ich zumindest. Aber da, im Neuen Testament, bezog sich das Gleichnis vom blinden Anführer, glaub ich, auf alle. Weil wir alle blind sind. Und trotzdem zu wissen vorgeben, wo es langgeht. Und unsere Taubstummen können uns nicht sagen, dass wir falsch unterwegs sind. Sie können ja nicht sprechen.

Egal – auf jeden Fall, als ich mit ihr so ging, da erzählte sie mir, dass ihr linker Arm untersucht werden sollte. Und ich fragte sie, was denn kaputt sei. Und sie meinte, nichts. Sie könne ihn nicht mehr bewegen. Der Arm sei gelähmt. Aber niemand fände eine Ursache. Ich erinnerte mich dunkel, dass ich davon schon mal gehört hatte. Lähmungen psychischer Natur. Niemand kann sie erklären.

In der Zwischenzeit hatte ich mich gewöhnt an sie. An ihren eingehenkten Arm. Den Ungelähmten. Ich schielte ganz leicht zu ihr hinüber, um sie ein bisschen besser mustern zu können. Da bemerkte ich, dass sie überhaupt nicht bemerkte, dass ich sie ansah, dermaßen limitiert war ihr Blickfeld.

Das ist eine bestimmte Art von Mensch. Man erkennt sie an diesem speziellen Blick. Sie scheinen nichts von dem wahrzunehmen, was zu ihrer Linken oder Rechten geschieht. Nur das Vordere. Das Angesehene. Das war ihnen klar. Aber klipp und klar. So, als wüssten sie alles. Schon lange vor dir. Und viel besser als du. Und am besten, man behandelte sie, als wäre man ihr wissbegieriger Lehrling. Der ihren weisen Worten lauschte. Demütig. Und dumm. Ja. Das gefiel ihnen. Und das war leicht zu imitieren. Sie hörten dann meistens nicht auf zu reden. Und man konnte sich zurücklehnen, innerlich, und ausspannen. Sich fühlen, als wäre man alleine. Ganz alleine.

Im Grunde führten ja alle Menschen mehr oder weniger Selbstgespräche. Man musste nur ein gutes Timing haben, das „Ja“ und „Mhm“ richtig setzen und ein bisschen interessiert tun. Ich weiß nicht, ob ich jemals mit jemanden gesprochen habe. Nicht, dass ich mir das nicht wünschte. Nichts mehr! Ich wünschte mir nichts mehr, als ein wirkliches

Gespräch. Aber im Normalfall verlief es doch so, dass man sich auf ein bestimmtes Thema einigte und dann jeder sein bestes Selbstgespräch abspulte. Und wenn sich zwei gut verstanden, dann lag das nur daran, dass sich ihre Selbstgespräche ähnelten.

Sie fragte mich nach meinem Namen. Was mich verwunderte.

Derart viel Nichtselbstbezüglichkeit?

Ihren erfuhr ich gleich darauf.

Ich hatte keine Lust zu reden. Ich wollte sie nur spüren. Ihren Arm. Ihren gesunden Arm. Sie war mir weder sympathisch noch unsympathisch. Mir gefiel nur der Druck ihres Arms, wie er auf meinem spürbar auflag. Ich hätte schon gerne nachgefragt, ob ihr anderer Arm denn wirklich lahmte. Ob sie es sich nicht nur einbilde. Und wenn sie wusste, dass keine Ursache für eine Lähmung vorlag, was sie dann dachte, dass ihr fehlte?!

Aber mit einem Mal hatte ich das Gefühl, dass der gelähmte Arm wichtig für sie war. Und dass unwichtig war, was sie darüber dachte und wie sie darüber dachte. Sie mochte ihn, denke ich. Diesen Arm. Vielleicht war sie jemand, für den eine psychische Krankheit einfach nichts war. Ungeeignet war. Sie konnte nicht depressiv sein oder manisch oder sonst was. Manche können das einfach nicht. Es kommt für sie nicht in Frage. Für die ist es nur möglich, mit dem Saufen anzufangen oder zu hungern oder zu spielen. Irgendwas Äußeres. Das sie dann zerstörte. Aber nichts Inneres. Und ich glaube, die Frau neben mir war auch so jemand.

Für mich hingegen kam deren Art von Äußerung nicht in Frage. Ich durchschaute es zu schnell. Es war zu simpel. Und weder das Trinken noch irgendwelche anderen Drogen waren in der Lage, mir einen einzigen Moment der Ruhe zu gönnen. Dafür war es zu stark, dafür war ich zu stark, ich weiß es nicht. Ich war immer noch keinen Schritt weiter gekommen. Und jetzt, da ich mit dieser fremden Frau, auf die ich mir blöderweise Vertrautheit einbildete, den sterilen, weiß glänzenden Flur entlangging, und sich Türe an

Türe reihte, sinnlos, unüberschaubar, was sich hinter ihnen befände. Wie ich da so entlangging, ohne selbst zu wissen, wohin wir gehen mussten – ich las hin und wieder eine Informationstafel, ohne zu verstehen – da kam ich mir vor wie der letzte Dreck. Wie sinnloser schmutziger Schaum, der ganz oben schwamm. Den ich schnellstens wegspülen sollte, bevor es ein anderer tat. Um wenigstens noch einen Funken Ehrgefühl zu haben. Nachdem mir fast alles genommen worden war. Von wem auch immer.

Sie ziehen dich aus. Stellen dich in die Kälte. Schreien dich an. Verändern deinen Namen. Entblößen dein Geschlecht. Verhökern deine Kleider.

Niemand. Nein, niemand tut das. Aber es geschieht. Es geschieht einfach.

Diese verdammten Türen. Wir wanderten und wanderten an Türen vorbei. Hinter denen soviel Gebrechen verborgen war, dass die Welt draußen wenigstens einigermaßen ansehnlich erschien.

Hin und wieder kam uns jemand entgegen. Aber es war kein Entgegenkommen. Eher ein Fallen, ein Herunterfallen. Der enge Krankenhausflur war ein Schacht. Und er reichte sehr weit nach unten. Es war ein tiefer, enger Schacht. Die Fallenden, die uns passierten, bemerkten uns nicht. Keiner sah uns. Keiner lächelte, grüßte. Nein. Hier war jeder viel zu sehr mit sich selbst beschäftigt. Mit seinem Leiden. Mit der Essenz. Dem Leben. Dem Selbst. Das ihm irgendwann begegnet war, mitten im Leben, er stand gerade an der Kasse an, oder sie drehte gerade den Zündschlüssel ihres Wagens herum, und da passierte es, sie begegneten sich selbst und konnten von jenem Augenblick an nicht mehr leben, wurden eingeliefert, diagnostiziert, ganz falsch, versteht sich, denn schließlich handelte es sich bei ihrem Problem nur um die enge Bekanntschaft mit sich selbst.

Und ich wünsche keinem, dass er oder sie jemals sich selbst begegnen muss. Wirklich keinem! Also, rast und hetzt und eilt, damit euch dies bloß niemals zustößt. Ich wünsche es euch nicht, wirklich nicht!

Na ja, auf jeden Fall waren wir nun in einem weit ausladenden Treppenhaus gelandet, das jedoch keine Menschenseele zu benutzen schien. Wir waren völlig allein. Ich hörte, ob irgendwo weiter oben vielleicht Schritte zu hören waren. Aber da war nur der Hall, den unsere Schritte verursachten, ein klarer, deutlicher Laut, der äußerst unangenehm war und die bisherige dumpfe Enge der Flure zum Teufel jagte.

Ich war mir ziemlich sicher, dass wir nach oben mussten. Davon hatte die Schwester irgendwas erzählt. Ende eines langen Flurs. Treppenhaus. Nach oben. Zimmer zweitausendfünf.

Und wie wir so hochstiegen, Stufe für Stufe – und es waren winzige Stufen, quälerische Stufen, so klein, dass sie einen ohnmächtig machten – ertappte ich mich dabei, wie ich in den hellen Schacht in der Mitte des Treppenhauses schielte. Im dritten Stock fühlte ich, dass wir jetzt hoch genug für einen effizienten Sprung wären. Es waren riesige Stockwerke. Ewig hohe Decken. Wie in Herrschaftshäusern oder vornehmen alten Bürgerhäusern eben. Das Klinikgebäude stammt aus der... aber was erzähl ich da. Es ist vollkommen scheißegal, woher das verdammte

Drecksgebäude stammt. Ich wusste, dass ich jetzt einfach zu springen hatte. Einfach zu springen. Dann hätte die Patientin neben mir wenigstens noch einen aufregenden Moment in ihrem trägen Leben. Ich würde es nämlich höchst aufregend gestalten. Den Abgang. Unaufregend nämlich.

„Wart mal“ sagen, sie loslassen, zur Brüstung hingehen, den Oberkörper geschmeidig hinüberbeugen und den Rest nachkommen lassen.

Es war aber klar, dass ich es nicht tun würde. Vollkommen klar. Ich dachte nur daran. Weil es möglich gewesen wäre. In diesem Augenblick. Hoch genug.

Dazu fällt mir etwas ein. Letztes Jahr im Spätsommer, als das Ganze anfing, bei mir, meinte mein Vater, dass es mir helfen könnte, wenn ich mit ihm zusammen einen kleinen Urlaub machen würde. An der Adria. Unterhalb von Venedig. Meinte er. Wir fuhren. Aber da war ein Problem. Als wir unten ankamen, in Chioggia, musste ich feststellen, dass da keine hohen Häuser waren. Nirgendwo. Dass also die Möglichkeit, sich hinabzustürzen nicht gesichert war. Und das machte mich wahnsinnig. Ich sagte zu meinem Vater, dass es mir hier nicht besonders gefiele. Ob nicht eine größere Stadt in der Nähe sei. Mit höheren Häusern. Aber da war keine. Bloß Venedig.

Nein, es war einfach so, dass die fehlende Möglichkeit zum Selbstmord mir soviel nahm, dass ich schier nicht mehr weiterleben konnte. Die Entscheidung ‚Leben oder Tod’ ist das Letzte, worüber man noch verfügen kann, wenn einem nichts mehr bleibt. Das Einzige. Und dass ist doch schließlich einiges, oder?! Es ist aber keine Macht, die man darüber hat, sondern eine Verzweiflung. Aus der man nur herauskommt, wenn man an die eigene Tötung denkt. Und zwar permanent. Denn wenn man nur einen Moment die Konzentration verliert und darauf vergisst, dann ist man so schnell wieder unten wie man...

Es ist sozusagen ein Trick. Den man aber niemals wirklich in der Hand hat. Denn schließlich könnte man es ja auch wirklich tun. Springen. Oder sonst was.

In Italien letztes Jahr auf jeden Fall war ich die ganzen zwei Wochen Urlaub hindurch todunglücklich. Mein Vater dachte, es ginge mir besser, hier unten, mit Meer und Sonne. Aber ich sah nur salziges Wasser und grelles Licht. Mein Vater badete sich täglich im Meer und wunderte sich bloß, dass ich nie mitkam, ins Wasser. Immer am Strand blieb. Angezogen. Und am Ende unseres Urlaubs meinte er, dass es auf jeden Fall besser für mich gewesen sei, mitzukommen, als daheim zu bleiben. Darauf konnte ich nichts erwidern.

Ach ja, und einmal machten wir von Chioggia einen Tagesausflug nach Venedig. Das war erst was. Dieses verdammte Venedig. Es zog mich förmlich in die Kanäle. So derartig nekrophil, dieses Biest. Die ganze Stadt muss aus diesem einen Grund erbaut worden sein. Das Leben zu lassen. In einer braunen Salzbrühe, zwischen wunderbaren alten, kaputten Palästen. Die auch längst schon alle tot sind, eigentlich. Nur den Sprung nicht geschafft haben. Ins Wasser. Und seitdem wie benommen nur noch einer Sache nachträumen können. Dem Ende. Mein Vater fand es wunderbar dort. Ich wollte mit ihm unbedingt den Markusturm besteigen. Einundneunzig Meter. Aber die Warteschlange dort vor der Kasse war ihm zu lang.

Ich befürchte, ich komme etwas vom Thema ab. Aber es gibt auch nichts Besonderes zu berichten, von den Untersuchungen, die an diesem Tag vorgenommen wurden, an mir.

Ich kam in eine hell erleuchtete Röhre, wurde danach mit einer Perücke aus Schläuchen und Saugknöpfen geschmückt, musste vor einer blonden Praktikantin der Psychologie einen Intelligenztest absolvieren – was mich von allen an mir vorgenommenen entmenschlichenden Praktiken am meisten beschämte. Ich weiß nicht warum.

Es war einfach dermaßen erniedrigend. Sie wollte einfach feststellen, ob mein Zustand etwas mit niedrigem IQ zu tun hatte. Sie hätten mir von mir aus die Haut vom Leib reißen können, um einen besseren Einblick zu gewinnen. Aber mir diese Fragen vorzulesen. Ich sah diese geflissentlich arbeitende Studentin, die auch nicht schlecht aussah, vor mir und fühlte mich wie die letzte Kleinigkeit. Vor allem weil sie nicht den geringsten Schimmer hatte, was sie mir da antat. Ich hätte sie am liebsten unterbrochen und darauf angesprochen, aber sie stoppte die Zeit, und das setzte mich zusätzlich unter Druck. Ich durfte ja nicht schlecht abschneiden, denn sonst... ich weiß nicht, was sie mit mir getan hätten. Aber nachdem die blonde Studentin den Stoppknopf gedrückt und die Zeit auf dem Bogen vermerkt hatte, sah ich sie an und sagte mit bebender Stimme:

„Sie mussten noch nie so was tun, oder?!“

Sie sah mich an und sagte: „Nein. Aber ich habe das mal freiwillig gemacht. Um mich zu testen.“ Dann sah sie mich tiefer an und fügte hinzu: „Fühlten Sie sich angegriffen durch den Test?!“

Ah! Sie hatte den Psychologen-Slang schon perfekt raus.

Nein, nicht durch den Test fühlte ich mich angegriffen, sondern durch sie, hätte ich am liebsten geschrieen. Durch ihre Unschuld. Ihre grausame Ahnungslosigkeit. Ohne die sie nämlich niemals die Chuzpe hätte, mich so zu behandeln. Die Art wie sie die Fragen vorgelesen hatte. Als wäre ich ein Ding. Und sie auch.

„Nein. Angegriffen fühlte ich mich nicht“, erwiderte ich ruhig und besonnen.

„Das brauchen Sie auch nicht. Sie haben einen

überdurchschnittlich hohen IQ", sagte sie laut und deutlich, mit ihrer kräftigen, gesunden und unbedarften Stimme.

„Das weiß ich selbst", antwortete ich ihr.

„Ja gut", sagte sie, „aber diese Tests gehören nun mal zum Standardrepertoire jeder Untersuchung. Wir wollen doch keine Möglichkeit ausschließen!"

O ja! Sie beherrschte ihre Rolle bereits perfekt.

„Mit dem Standardrepertoire kennen Sie sich gut aus, oder!!?, sagte ich.

„Wie meinen Sie das?"

„Ja mit dem Standard eben. Da kennen Sie sich aus, oder nicht?!"

„Ich weiß leider nicht, was Sie meinen. Aber ich glaube, der Test hat Sie etwas gekränkt."

„Nicht im Geringsten. Nein. Warum." Ich dachte kurz nach und sagte dann: „Wie kommen Sie darauf, dass der Test mich gekränkt haben könnte?"

„Sie reagieren etwas aggressiv."

„Aggressiv??!" In mir zitterte so ziemlich alles. „Nein. Ich hatte doch ein gutes Ergebnis, oder!?"

„Ja. Das haben Sie", sagte sie leicht gekränkt.

„Dann brauch' ich mich ja auch nicht aufzuregen. Wie ist eigentlich Ihr Ergebnis. Sie machten doch auch schon mal den Test?!"

„Mein Ergebnis?", fragte sie ungläubig, als hätte sie meine Frage falsch verstanden.

„Ja, Ihr Ergebnis", erwiderte ich ruhig, aber sehr konkret.

„Haha." Sie lachte nicht wirklich. Sie sagte nur Ha Ha. Ich zog die Augenbrauen hoch und wartete.

„Haben Sie ein Problem damit, dass ich Sie das frage?", hakte ich nach.

„Nein", entgegnete sie.

„Ja warum darf ich Ihr Ergebnis dann nicht erfahren?", sagte ich in überfreundlichem Tonfall.

„Weil es um Ihre Ergebnisse geht und nicht um meine."

„Ah so steht die Sache also!", erwiderte ich stolz und geknickt.

„Nun ja..."

„Was wollen Sie sonst noch alles von mir wissen?", fragte ich.

„Nichts."

„Nun kommen Sie. Tun Sie sich nur keinen Zwang an. Sie können ja alles fragen, alles was Sie wollen. Es dient ja nur dazu, dass es mir wieder besser geht. Oder?"

„Nein... ich wollte... ich muss nur diesen Test." Sie kam ins Trudeln. „Ich bin doch nur eine Praktikantin. Und zu meinen Aufgaben hier gehört es, Intelligenztests mit Patienten durchzuführen. Alleine durchzuführen. In der Uni machten wir es zusammen mit den Professoren. Und bei Ihnen... also Sie sind der Erste, bei dem ich es alleine mache."

„Ach so", erwiderte ich, und ich tat so, als würde das alles erklären, die Tatsache, dass sie eine Praktikantin war, dass sie das hier zum ersten Mal tat, dass sie aufgeregt war und so weiter und so fort. Sie hatte einfach nicht verstanden, worauf ich hinauswollte. Und nun tat sie mir auch noch leid. Also sagte ich:

„Sie studieren also Psychologie."

„Ja", antwortete sie und richtete sich wieder etwas auf. „Und dazu muss ich ein vierwöchiges Praktikum in der

Psychiatrie absolvieren."

Ich ließ meine Wut wieder abebben und dachte daran, was für eine ungeheure Machtstellung Psychiater oder Psychologen einem Patienten gegenüber hatten. Die totale Macht. Die Macht der Realität. Der richtigen Realität. Wir – die Patienten – hatten die falsche. Also zumindest die, die nicht funktionierte. Und nun traten sie vor uns, und wir setzten uns nieder, auf ihre Stühle oder ihre Couchsessel, und sie sahen uns an und begannen, uns zu beurteilen. Wir erzählten ihnen bereitwillig alles, was dazu nötig war. Völlig Fremden. Und in einer Psychiatrie war es ein ganzes Heer Fremder. Die mehr und mehr begannen, mehr und mehr von einem zu verstehen. Und wir redeten und redeten. Uns sie blickten in jede Ecke. Unter jede Bodendiele. Und wir hörten nicht auf zu reden. Und irgendwann wussten sie wirklich alles. Und dann begannen sie damit, uns zu verbessern. Nicht ausdrücklich, nein. Sie machten es so, dass wir gar nichts mitbekamen davon. Dass wir am Ende sogar dachten, wir hätten es selbst herausgefunden. Unser Problem. Aber was war schon ein Problem?! Was ist ein Problem??!

Ein Problem ist nicht wirklich ein Problem. Ein Problem ist bloß die Ausnahme. Die Ausnahme zur Regel. Aber es wird nie Ausnahme genannt. Sondern Problem. Und somit ist die Sachlage klar. Sie waren die Ärzte und wir waren die Patienten. Das war alles. Das war wirklich alles. That´s all that there is. Plötzlich kam mir diese Liedstrophe in den Sinn. Und ich hörte ihre Melodie und wiederholte sie und wiederholte sie, wusste aber nicht, aus welchem Song sie war.

„Ich glaube, wir sind jetzt fertig", unterbrach sie meine Musik.

„Fertig... ja... gut", entgegnete ich und gab ihr in Mimik, Ton und Haltung abermals zu verstehen, dass sie ihre Sache gut gemacht hatte, und dass sie keine, ja überhaupt gar keine Bedenken zu haben braucht.

Sie lächelte. Mit einem Lächeln aus Glückseligkeit und Dankbarkeit. Als wäre sie gerade einem Unglück entkommen, von dessen Ausmaßen sie keinerlei Ahnung hatte und auch keinerlei Ahnung haben wollte. Nur dankbar war sie, dass nichts weiter passiert war, furchtbar dankbar.

Die Untersuchungen brachten keine Ergebnisse, beziehungsweise das Ergebnis war, dass ich ein kerngesunder, gutaussehender und hochintelligenter junger Mann war – das in der Mitte ist gelogen, beziehungsweise hinzugefügt, von mir. Deswegen, weil meine Mutter immer genau dasselbe sagte. Als ich sie fragte, was sie glaube, dass mir fehle. Und ich flehte sie an, es mir zu sagen. Ich kroch, weinte, schrie. Und sie sagte nur immer: „Mei Bub, ich weiß es nicht, du bist gesund und du siehst gut aus, du gefällst so vielen Mädchen von hier und bist auch gscheit, ich weiß es nicht, ich weiß es wirklich nicht." Und dann jammerte sie selber: „Wenn man nur wüsste, was dir fehlt, wenn man's nur wüsste."

Am nächsten Tag wurde ich von Schwester Helga schon sehr früh geweckt. Ich blieb liegen, versuchte krampfhaft wieder einzuschlafen, was auch funktionierte, und nach einer halben Stunde kam sie wieder ins Zimmer und sagte: „Was ist denn heute morgen los mit uns?!" Der Pluralis Majestatis. Ich weiß wirklich nicht, warum er gerade in Krankenhäusern und Altenheimen so gerne verwendet wird.

„Mit uns ist nichts los", entgegnete ich mürrisch, „aber mit mir."

Sie reagierte nicht und verließ einfach wieder den Raum.

Der Türke stand bereits vor dem Waschbecken, zog die Unterlippe nach unten und betrachtete den Zustand seiner Zähne. Den Bedenklichen. Er sah sehr lange hin. Dann ließ er die Lippe zurückschnellen und zog das linke Augenlid nach oben. Was er dort suchte oder sah, kann ich mir nicht vorstellen. Er sah wieder lange hin und ließ das Lid dann los und begann sich das Gesicht zu waschen.

Keine Ahnung. Ach, ich weiß überhaupt nichts mehr. Gar nichts. Außer dass ich nachher vielleicht Anna treffen und sie enttäuscht sein könnte, über meinen jetzigen Zustand, der sich seit dem negativen Befund der Untersuchungen nicht gerade verbessert hatte. Ich drehte mich auf die andere Bettseite, wo ich noch etwas kühles Laken fand, um abermals einschlafen zu können und dachte an sie. Ich dachte daran, wie sie sich bewegte. Wie sie ging. Nicht einfach zu beschreiben. Gelenkig und dennoch fest. Am ehesten noch mit einem Paradox, ja. Zerbrechlich und brutal. Ja. Sie müsste mich nur einmal sehen, wenn ich wiederhergestellt wäre. Wie ich dann strotzte. Vor übertriebener Kraft. Reiner Vergeudung.

Da ich schon immer viel vom Alten Testament hielt, musste ich mich in letzter Zeit immer wieder an Samson erinnern. Der kommt dort vor. Als so eine Art Vorfahre von Superman. Die Allermächtigsten fürchteten Samson. Eines Tages aber kam einer auf die Idee, ihm seine langen Haare abzuschneiden.

Tatsächlich. Er verlor alle Kraft. Stand an den Säulen des Palastes, in dem sie eine Party feierten, weil sie ihn besiegt hatten. Flehte und schrie und beschimpfte Gott. Dass er ihm noch einmal, nur ein letztes Mal noch, diese Kraft verleihen solle. Und Gott tat es. Und Samson war noch ein allerletztes Mal für einen Augenblick unendlich stark. Und er packte die Säulen des verdammten Freudenhauses, riss sie heraus und begrub alles Pack unter den Steinen desselben.

Samson. Ich weiß, was du leidest. Nein. Das klingt zu pathetisch, zu kitschig. Aber wenn man selber wirklich mal sehr gut in etwas war, dann ist der Abstieg umso schlimmer. Schlimmer als wenn man nur mittelmäßig war. Und Letzteres war ich nun mal nie. In nichts.

Ein letztes Mal, Gott??! Ich sah zur Zimmerdecke hoch. Was meinst du?? Nur noch einmal. Ach komm schon! – Was? Du willst wissen, was es mir wert ist? Es ist mir alles wert, was ich jetzt noch aufbringen könnte. Was ich noch aufbringen kann, willst du wissen? Das kann ich dir sagen. Und ich wollte mit Gott und der Welt – denn sie waren ja eins – gerade so richtig schimpfen, ihm und ihr meinen schönsten und reinsten Zorn zeigen, da öffnete sich die Zimmertür und die Schwester kam herein.

„Sie müssen jetzt aber aufstehen!“

„Ja ja. Gleich. Ich komme gleich.“

„Kann ich wieder gehen? Kann ich mich darauf verlassen?“

„Ja, das können Sie.“

Ich wusste aber, dass ich es jetzt nicht schaffen würde. Wenn ich jetzt aufstünde, würde ich den Beginn des Tages akzeptieren. Ich akzeptierte aber nicht. Ich konnte nicht akzeptieren. Ich musste die Augen verschließen. Dämmern. Um nicht zu spüren, dass ich lebte, dass der Tag begann, und ich am Leben war. Aber die Müdigkeit war fortgetragen.

Ich war hellwach, hoch konzentriert, voll da. Ich biss mir auf die Zähne, krallte die Finger zu Fäusten zusammen, krümmte meinen Körper und schüttelte mich. Alles unter der Bettdecke. Denn wenn sie das sähen, dann...

Ich war vollkommen klar jetzt. Innerlich. Abscheulich klar.

Ich öffnete die Augen. Und die doppelte Fensterscheibe, der weiße Fensterrahmen, die weiße Wand, alles zeigte sich in einer wahnsinnigen Präzision. Es war so klar, dass eines den Bezug zum anderen verlor. Ein absoluter Spiegel hing da in der Ecke. Der bloß Spiegel war. An nichts hing. Nichts reflektierte.

Das vollkommene Waschbecken. Darunter. Oder darüber. Es tat nichts zur Sache. Alles war Ding. Und nur Ding. Ohne Erfahrung. Ohne Wärme. Ohne Ausdehnung.

Ich krallte meine Finger in die Matzratze, es nutzte aber nichts. Ich musste von irgendwoher einen Funken erhalten. Irgendeinen. Damit ich wieder empfand wie jeder. Also versuchte ich mich auf irgendwas zu konzentrieren. Ich hörte die Geräusche von der Straße. Wie die Reifen der Autos durch das Nass des Asphalts glitten. In der Nacht hatte es sehr heftig geregnet. Ich war sogar aufgewacht davon. Hatte für einen Moment vergessen, wo ich war... Stopp – Konzentration. Die Geräusche der Straße. Dieses sanfte Pflügen der Reifen in den Wasserpfützen. Es klang psychedelisch. Rauschhaft. Der Verkehr lief in Stößen. Anfahren. Anhalten. Unter mir musste eine Ampel sein. Eine Kreuzung. Die kurze Ruhepause der Wägen, wenn sie standen. Das selbstverständliche Anfahren. Niemand musste sie antreiben. Die Autofahrer sahen das Grün und waren glücklich. Darüber. Nicht glücklich, aber vielleicht für die Dauer einer Sekunde froh, dass es grün wurde. Das laute Röhren eines Motorrads. Tief und beunruhigend. Aber ich genoss, wie es in der Ferne immer leiser wurde, langsam verschwand.

Stimmen hörte man keine. Wie auch?! In einer Stadt hört man keine Menschenstimmen. Alles andere.

Ich atmete wieder.

Ich würde jetzt aufstehen.

Ich konnte jetzt aufstehen. Ich konnte es. Ich saß auf dem Rand meines Betts, und jetzt sah ich die Straße. Tatsächlich eine große Kreuzung. Und alles regennass. Der Regen selbst aber hatte aufgehört. Schon heute Nacht. Nachdem ich aufgewacht war, hatte ich eine Zeit wach dagesessen. Nur das Poltern des Regensturmes gegen die Fenster vernommen. Bis er dann schlagartig aufhörte. Wie auf Knopfdruck. Ich wendete mein Bettlaken auf die kühle Seite, senkte meinen schlafschweren Körper nach unten und schlief ein.

Der Tag war also da. Und ich auch. Wir beide. Früher eine Freundschaft – Oh Gott, ich lebte wirklich gerne – heute eine Feindschaft. Ich ging barfuß zum Fenster, spürte winzige Krümel auf dem lauwarmen Linoleumboden und stütze mich auf den schmalen Fenstersims.

Ich würde hinausgehen. Heute. Zum ersten Mal. Seit ich hier war. Auf die Straßen. Nachsehen. Die Gegend ablaufen. Um die Klinik. Ich zog mich rasch an, ging zum Waschbecken, öffnete den Wasserhahn, benutzte ihn, nahm ihn in Gebrauch. Und tatsächlich, er funktionierte. Ich betrachtete mich im Spiegel und dachte an Anna. Da dachte ich daran, dass ich Anna mitnehmen würde, heute, ins Freie, und wie sie sie ansehen würden, draußen, dieses verdammt hübsche Ding, und keiner wissen würde, dass sie von hier kommt.

Als ich mein Zimmer verließ, war fast niemand mehr auf Station. Vielleicht war irgendetwas passiert, und dann gingen alle einfach heim. Hatten vergessen, warum sie hier waren.

Nur ein paar wenige stromerten noch herum hier. Aber die wussten auch nicht mehr recht, was sie hier sollten, wie sie überhaupt hierher gekommen waren. Ich ging ein paar

Schritte den Gang entlang. Auch im Schwesternzimmer war niemand. Vielleicht hatte ich wirklich recht.

Eine ältere Putzfrau stand am Ende des Flurs und drückte ihren Wischmopp in den Wassereimer. Sie sah nicht her. Ich roch den süßlich-säuerlichen Geschmack des Mittels, das sie verwendete. Alles wurde noch mal gereinigt, bevor alle auszogen, die Station geschlossen wurde, die Klinik – ich blieb stehen und beobachtete die Putzfrau. Sie hatte mich immer noch nicht bemerkt. Ich bewunderte sie. Sie musste vielleicht sechzig sein. So viele Jahre dieses Lebens! Ein Unding. Für mich.

Die Putzfrau setzte den Wischmopp schwungvoll auf dem Boden auf und führte ihn dann in gleichmäßigen Schwüngen – weder lustlos noch eifrig – über die Bodenfläche. Sie gehörte zur anderen Welt. Sie gehörte zu den Normalen. Ich bewunderte sie. Im gleichen Moment sah sie auf und bemerkte, wie ich ihr zusah. Da sie aber von uns Patienten wahrscheinlich schon so einiges gewohnt war, störte es sie nicht weiter, und sie setzte ihre Arbeit fort. So, als würde und hätte ich nie existiert.

Neben mir, an der Wand, hing das Schwarze Brett mit den Terminen für die Kurse, an denen man teilnehmen konnte. Sport. Gymnastik. Schwarz-Weiß-Fotografie. Autogenes Training. Beschäftigungstherapie. Lauter wunderbare Sachen. Von denen ich mir hoch und heilig geschworen hatte, an keiner jemals teilzunehmen. Ein bisschen Ehre hatte ich schließlich noch – ein bisschen!

Hier musste auf jeden Fall irgendwo stehen, wann Annas BT zu Ende war.

Zehn Uhr fünfundvierzig. Und sie war Zimmer... Zimmer fünfhundertzwölf... wunderbar. Ich verließ die Station und suchte das Zimmer. Im Nordtrakt der Klinik. Und wenn es genau zehn Uhr fünfundvierzig wäre, würde ich zufällig an der Tür vorbeikommen, die gerade aufging, weil die Beschäftigungstherapie zu Ende war und eine handvoll Patientinnen und Patienten, darunter auch Anna, im Begriff waren, den Raum zu verlassen, um... weiß Gott wohin zu gehen. Das würde ich schon übernehmen. Ich würde sie einladen.

Zum Spaziergang. In die freie Welt.

Und während ich an einer Mauerecke stand und auf die richtige Gelegenheit wartete, fiel mir ein Problem ein. Was, wenn sie nicht mitwollte?!

Ich müsste ihr etwas verheißen, draußen. So wie sie es vorgestern getan hatte, mit mir, als sie mir sagte, sie müsse mir etwas zeigen und mich dann zur Forensik und zu der Efeuskulptur brachte. Darauf könnte sie anspringen. Auf eine Verheißung. Aber ich hatte keine. Ich kannte das Viertel nicht mal, in dem die Klinik stand. Nicht mal mit Namen. Ich wusste nur, dass es irgendwo in München war. Denn seitdem ich hier war, hatte es nur diese Klinik gegeben und sonst nichts. Sie stand wahrscheinlich garnirgendwo.

Plötzlich entdeckte ich einen größeren weißen Fleck auf meiner Hose. Zum Glück noch bevor Anna herauskam. Ich spuckte mir auf die Finger, feuchtete die Stelle ein, ließ es kurz einwirken und rieb dann mit einem Tempo solange, bis die Ränder des Flecks verschwunden waren. Eklig? Nö! Hauptsachte sauber. Egal wie. Die Tür ging auf. Laute, miteinander sprechende Stimmen. Im Inneren. Dann erschienen die Personen. Anna sagte:

„Was suchst du denn hier?!"

„Nichts", erwiderte ich. „Ich war nur gerade auf dem Weg nach draußen."

„Du willst rausgehen?“, fragte sie.

„Ja“, meinte ich. „Ich möchte mir da etwas ansehen...“

„Was denn?!!“, fragte sie.

„Den Klinikpark. Der muss ziemlich groß sein. Ich entdeckte ihn auf einer Informationstafel.“ Ich hatte weder ein Informationstafel gesehen, noch jemals etwas von einem Klinikpark gehört. „Kennst du ihn?!“, fragte ich Anna.

„Nein.“ Die letzten zwei Patientinnen, die neben der Tür auf Anna gewartet hatten, setzten sich endlich in Bewegung und verschwanden. Anna sah mich sehr uninteressiert und etwas blasiert an und meinte dann:

„Ein Klinikpark? Was soll denn daran schon interessant sein!?“

„Alte Kastanien. Parkbänke im Schatten. Neutrale Personen. Die uns nicht kennen“, sagte ich mit ebenso lust- und gefühllosem Ausdruck.

Anna stierte mit leeren Augen – mit wunderschönen leeren Augen – auf den Boden, der vor ihr lag, und setzt sich dann langsam in Bewegung. Ich kam mir vor, als existierte ich gar nicht.

„Kastanienbäume? Ja und?“

Ich versuchte ebenso kühl wie sie zu erscheinen und sagte: „Hast du dir noch nie die Blätter eines Kastaniebaumes angesehen?“

„Die Blätter? Warum?“

„Sie sehen außerirdisch aus. Wie keine Blätter sonst. Ich schwör es dir.“ Ich kam mir dämlich vor, so wie ich redete. Ich gab mich geschlagen. Anna lachte. Sie lachte drauf los, mit dieser Plötzlichkeit, die ihr sonst auch zueigen war. Mit der sie von einem Extrem ins andere verfiel. Und sie sagte:

„Au, du schwörst mir etwas. Das hat schon lange keiner mehr getan.“ Sie sah mir direkt in die Augen, sie strahlte und meinte: „Ich will mir deine Kastanieblätter ansehen, aber wenn sie mir nicht gefallen, dann bin ich sofort wieder weg.“ Sie machte ein ernstes Gesicht und fügte hinzu: „Das schwör ich dir.“

Ich ging näher zu Anna hin und sagte mit gehauchter Stimme: „Also komm, lass uns hier verschwinden!!“

Das gefiel ihr. Wir gingen nebeneinander Richtung Klinikpforte. Und ich fühlte mich, als machten wir irgendwas Verbotenes. Anna ging leicht geduckt neben mir her, und wir sprachen kein Wort. Bis wir kurz vor dem Häuschen des Pförtners waren. Es war ein Raum in der Mitte des Ganges. Ganz verglast. Man musste außen herum gehen. Entweder links oder rechts vorbei – für Menschen in der Psychiatrie keine leichte Entscheidung. Anna sah den kahlen Hinterkopf des dicken Pförtners und schlug ihre Hand gegen meinen Bauch.

„Bleib stehen“, flüsterte sie.

„Was ist denn?!“, wollte ich wissen. „Hast du jetzt doch Schiss!“

„Ja“, antwortete Anna und machte das Gesicht eines reumütigen kleinen Mädchens. „Ich... weißt du... ich glaube, wir müssen uns erst eine Erlaubnis holen, damit wir an ihm vorbeikommen.“

Sie blickte konzentriert auf den Kopf des Pförtners, dessen Gesicht zur großen braunen Außentür hinsah. Ich sah, wie ständig irgendwelche Personen hinein- und hinausgingen, ohne dass der ungeschlachte Typ von Pförtner auch nur aufgeschaut hätte.

„Ich weiß“, sagte ich. „Ich glaube auch, dass wir eine

Genehmigung brauchen, aber komm, wir riskieren's jetzt. Mehr als in ein Irrenhaus bringen können sie uns auch nicht. Und wir sind schon in einem. Wo ist also das Problem."

Ich sprach ziemlich laut, und der Pförtner drehte sich ganz langsam um. Am Rande meines Sehfeldes erkannte ich sein kritisches Beäugen.

„Jetzt schau noch mal genau nach!", schrie ich Anna an. „Irgendwo musst du doch die Wagenschlüssel haben!?"

„Nein, ich hab sie nicht!!", antwortete sie wie aus der Pistole geschossen und mit deutlich theatralischer Gestikulierung.

„Ich hab sie aber auch nicht!", fauchte ich zurück.

„Das ist immer das Gleiche!!", schnauzte sie. „Ich gebe dir was, und du verlierst es!"

„Ich hasse dich. Ich hasse dich wirklich", erwiderte ich jähzornig und machte ein paar Schritte von ihr weg.

„Du hasst mich?!!", bellte Anna. „Ich müsste dich hassen. Du hast schließlich die Schlüssel verschlampt."

„Jetzt schrei nicht so", sagte ich beschwichtigend, „Die Leute schauen schon."

Da drehte sich der Pförtner beschämt um, und ich lächelte sie an. Sie sah glückselig aus. Wirklich! So hatte ich sie noch nie gesehen. Ich glaube, sie wollte weiterspielen. Nicht mehr aufhören damit.

„Ich schrei doch gar nicht! Du schreist!!", fuhr sie fort. Sie wollte weiterspielen.

Ich sagte mit beleidigter Stimme „Mir reicht´s!" und lief davon. Am Pförtner vorbei, der, als hätte er kein Wort von alledem verstanden, demonstrativ in seine Zeitung blickte, und ging zur Tür hinaus. Da wartete ich, und sie kam gleich darauf nach. Sie stellte sich ein paar Meter von mir entfernt auf und schrie mit kreischender Stimme, während ihr Gesicht eher aussah als lache sie:

„Du blödes Schwein! Du irres Arschloch!“ Dann lachte sie laut los und krümmte sich dabei vorn über.

Ich ging zu ihr hin und sagte bierernst: „Du bist die blöde Sau, und ich werde dich verlassen.“

In diesem Moment blickte sie mich an, als wäre alles Wahrheit, und sie sah aus, als hätte ich sie getroffen. Als fürchte sie, dass ich ernst machen könnte, mit diesem Entschluss.

Ich erschrak regelrecht. Dann hängte sie sich bei mir ein und zeigte mir an, dass sie nun gerne losgehen würde. Zum Park, nahm ich an. Ich wusste aber nicht, wo der war. Und ob es einen gab. Aber wir könnten ihn ja zumindest suchen.

Jetzt bemerkte ich erst, dass ich ja draußen war. Die Luft, die ich nun zum ersten Mal bewusst einsog, war reinste Sommerluft. Roch nach Offenbarung. Auch der Himmel war blau. Seenblau. Mit ein paar übertrieben geschwulstig gewatteten Wölkchen. Wir standen auf dem sauberen Asphalt des Trottoirs und wunderten uns beide, wie das alles möglich war, hier, die Welt. Kamen wir doch aus einem eingegrenzten, klar definierten Innenkosmos, in dem alles seine Bedeutung hatte, und fanden uns nun urplötzlich in einem städtischen Chaos, das überall lebte. Ein moderner, in der Sonne blaumetallic schimmernder Stadtbus schob uns fast über den Haufen. Er hatte auf unser Trottoir eingeschert und war direkt vor uns zum Stehen gekommen. Gerade noch wich ich dem Gestänge des Außenspiegels aus. Eine Haltestelle. Eine Bushaltestelle. Direkt vor uns.

Es dauerte ein bisschen, bis ich kapierte. Eine Handvoll Menschen stieg aus, die uns nicht registrierte. In der Klinik wurdest du von jedem gemustert, eingeordnet und so weiter. Hier aber schien sich keiner dafür zu interessieren, dass wir verrückt waren. Wir wichen der aus dem Bus drängenden Menschengruppe aus, die uns beinahe überrannte und waren beide etwas betreten. Einer der Aussteigenden, ein älterer Herr, beäugte uns skeptisch. Gut – wir fielen doch auf.

Anna zog mich mit ihrer Hand vom Straßenrand weg und fragte etwas beleidigt, wo denn der Park nun sei. Ich erklärte ihr, dass wir ihn beide erst suchen müssten, es müsste hier irgendwo sein, in der Nähe. Und ich hatte die Befürchtung, Anna werde jeden Augenblick kehrtmachen und ins Klinikinnere zurückkehren. Zu ihren Ärzten, ihren Pflegern und Schwestern. Zur Werkbank ihrer Beschäftigungstherapie. Zu den glatten, ausdruckslosen Gesichtern ihrer Mitpatienten. In die Kühle und Stille.

„Wir können auch mit dem Bus mitfahren und schauen, wo er rauskommt..“, schlug ich mit heller Stimme vor.

Anna reagierte nicht, sondern hing sich bei mir aus und ging alleine einige Schritte vor. Meine Idee war schlecht. Für einen Moment aber war es mir völlig egal, wie sie fühlte. Ich merkte, dass ich draußen war und wusste, dass ich das eines Tages wieder für immer sein würde. Da konnte sie ruhig beleidigt vor mir herlaufen. Ich spürte, dass es warm war, ach was sag ich – heiß. Die Klimaanlage der Klinik hatte mich seit Tagen getäuscht. Es war zu heiß. Nicht mehr angenehm. Die Sonne brannte direkt auf meinen Schädel. Ich wusste gar nicht mehr, dass es so was gab. Es war die höchste Zeit des Sommers. Die Tage, die genau in der Mitte lagen. Zwischen Sommeranfang und Ende. Ich zwinkerte mit den Augen in den hellen Himmel.

„Jetzt wart auf mich“, rief ich ihr hinterher.

Sie ging einfach weiter.

„Was ist denn?!! Hab ich irgendwas gemacht!!?", fragte ich.

„Ich will jetzt in den Park!", sang sie mit hoher Stimme. „Und dann will ich wieder zurück!"

Das Klinikareal war riesig. Anna lief in irgendeine Richtung. Die kieferorthopädische Abteilung zur Linken, die Kinderklinik zur Rechten. Nach der Kinderklinik schwenkte sie rechts in einen Fußgängerweg ein und lief und lief. Ich hatte keine Lust aufzuholen. Neben ihr herzuhecheln.

Sollte sie ruhig rennen. Ich liebte sie. Ich liebte es, wie sie ging. Extrem hochnäsig. Herablassend. Einfach dranbleiben, dachte ich. Wir gingen durch eine kleine Lindenallee, und der süße, klebrige Duft der Lindenblüten juckte in meiner Nase. Gleich würde ich niesen. Nein. Doch nicht. Die Männer drehten sich nach Anna um. Sie dachten, sie wäre ganz allein unterwegs. Wenn du neben einem Mädchen hergehst, als Mann, dann glotzen sie nicht so. Sie wollen dir ja nicht zeigen, dass sie dein Mädchen toll finden. Dich beneiden. Es war fast abstoßend, wie sie glotzten. Ich weiß nicht, wie man diese Art von Blick beschreiben soll. Es ist ein leerer, tiefer Blick. Ohne Inhalt, ohne Sinn. Nur Schauen. Totales Schauen.

Nach ein paar hundert Meter, kam ein großes Tor, das durch einen hohen Begrenzungszaun führte. Anna bog ein. Und wir standen in einem Park.

„So, jetzt hab ich ihn gesehen. Jetzt können wir wieder gehen", meinte sie kalt.

Da war tatsächlich ein Park. Ich hatte gar nicht gelogen.

„Gut", sagte ich, „Dann gehen wir wieder." Sie sollte keine Bemühungen, Absichten oder sonst irgendwas von mir empfangen. Ich musste belanglos wirken, beiläufig.

Sie kam auf mich zu. Schien mich tatsächlich als anwesende Person zu realisieren, was sie seit der Bushaltestelle nicht getan hatte, und meinte:

„Und? Wo sind jetzt deine Kastanien?" Aus ihrem Blick konnte ich nichts deuten. War das ein Friedensangebot oder Verachtung?! Ich ging von Verachtung aus.

„Blinde können nicht sehen", entgegnete ich rätselhaft.

„Ich kann dich nicht hören", sagte sie. „Du redest zu leise."

„Du hast mich schon verstanden", sagte ich.

„Du bist blöd!", konterte sie und lachte schlagartig. Sie hatte Frieden geschlossen. Sie hing sich wieder an meinem Arm ein. Ich spürte sie ganz und gar und mir war zum Hüpfen zumute.

„Ich habe etwas beobachtet!", erklärte ich bedeutungsvoll. „Während ich hinter dir herlief."

„Ja? Und was? Was hast du beobachtet?"

„Die Männer", sagte ich. „Wie die Männer dich anstarren." Sie drückte ihre Seite fester an mich und sagte: „Aber jetzt gehöre ich dir. Das sollen die Männer sehen. Komm, wir suchen Männer. Hier im Park. Wir zeigen es ihnen. Dass ich dir gehöre."

„Ja, das gefällt mir", sagte ich. „Ich will sehen, wie sie schauen."

Ich dachte darüber nach, ob sie es ernst meinte, das Mir-Gehören. – Natürlich nicht. Es war ein Spiel. Ich hörte, wie der Kies unter unseren Schuhen knirschte und dachte, dass das alles war, das Knirschen des Kies.

Niemand war da, außer uns. Mir war heiß. Lange Hose, langärmliges Hemd. Wie immer. Das hatte ich selbst in

Italien an, in Chioggia, jenem Urlaub mit meinem Vater. Er fragte: „Ist dir nicht heiß?!" Und ich sagte: „Nein."

Auf einer Parkbank, etwa hundert Meter vor uns, saß ein Mann. Endlich. Anna packte mich fester an. Mir wurde fast schwindlig. Ob sie auch so empfand? Nein. Sicher nicht. Ein Spiel, wie gesagt. Sie hatte Spaß daran. Und das war wahrscheinlich alles. Wir näherten uns der Bank. Jetzt konnte ich das Gesicht des Mannes erkennen. Er hatte diesen Julius-Cäsar-Haarschnitt, die schlohweißen Haare flammenartig nach vorn gekämmt. Sein Gesicht bestand ausschließlich aus bedeutungsstarken Falten, und obwohl er schon etwas älter war, sah er sehr attraktiv aus. Er las. Anna war furchtbar nervös neben mir. Ich gar nicht. Es war ein langweiliges Spiel. Sie flüsterte, während wir ihm immer näher kamen:

„Hoffentlich sieht er auf!"

Aber er las. In einer weit aufgefalteten Tageszeitung. Die Flügel eines Schmetterlings. Mir ging alles Mögliche durch den Kopf, nur nicht, ob er aufsieht oder nicht. Das war mir vollkommen gleichgültig. Er machte einen äußerst konzentrierten Eindruck. Wir waren jetzt fast vor ihm. Die Halbbrille, die fast an seiner Nasenspitze vorn auflag, hatte eine messerscharfe Oberkante. Er wirkte sehr distinguiert. Vielleicht ein Arzt. Wir waren jetzt vor ihm und nichts geschah. Er war vollkommen vertieft. In einer Traumwelt. Der der Nachrichten.

Wie ich ihn beneidete. Wie konnte er nur daran glauben. An das in der Zeitung. Nicht, dass ich glaube, Zeitungen würden lügen. Aber es war mir schlicht unmöglich, irgendetwas ernst zu nehmen, was nicht mit dem Kern zu tun hatte. Dem Kern dessen, was wir sind, wer wir sind und wo wir sind. Wie konnte er nur diese verdammte beiläufige, vergessliche Zeitung – morgen schon wird sie uralt sein – so unheimlich ernst nehmen. Unheimlich. Genau. Das ist es. Es war mir fast unheimlich. Diese Ignoranz.

Wir gingen unbesehen an ihm vorbei. Und nach vielleicht fünfzig Meter zog mich Anna heftig am Arm. Sie machte kehrt. Ging wieder auf ihn zu. Mit mir. Und wieder. Wieder sah der Zeitungsleser nicht auf. Das arrogante, an alles glaubende, kräftige Tier! An alles, was er sah und tat.

Da wurde es mir zuviel. Ich stoppte Anna, zog sie zu ihm hin, und wartete bis er aufsah.

„Glauben sie das etwa?!", fragte ich ihn mit säuselnd höflicher Stimme. Er schien meine Frage nicht verstanden zu haben.

„Glauben sie das etwa?!", wiederholte ich, diesmal fester und bestimmter.

„Ich kann Sie nicht verstehen", sagte der Herr ganz objektiv, als ginge er davon aus, ich hätte nach etwas Gewöhnlichem, wie Zeit oder Weg, gefragt. Anna hatte meinen Arm inzwischen losgelassen, stand aber immer noch an meiner Seite. Ich dachte kurz darüber nach, einfach weiterzugehen, ihn dort sitzen zu lassen, im Unklaren zu lassen oder ihn, damit die Sache noch einfacher würde, schlichtweg nach der Uhrzeit zu fragen, sich dann zu bedanken und zu entschwinden.

„Glauben Sie etwa an das, was Sie lesen, tun, hören, sagen?" Mein Ton hatte nun einen Ansatz von Wut. „Ob ich was glaube?", fragte er immer noch sehr zuvorkommend, und dabei entwich ihm ein blitzartiger, prüfender Blick auf meine Begleiterin. Gleich darauf sah er noch mal hin. Und ich sah, wie sein Auge Anna betrachtete. Man konnte darin lesen. Als würde sein Blick Annas Gesicht betasten.

Hinfassen. Nicht den Körper. Dafür war er zu alt, zu anspruchsvoll. Nein. Seine Augen hatten keinen Blick nach unten getan. Ihm genügte das Gesicht. Mir war es mittlerweile egal. Ob er verstand, was er verstand. Er hätte sowieso nicht kapiert, was ich mit meiner Frage meinte. Sie war eigentlich auch an Anna gerichtet. Ich fragte ihn, meinte aber Anna. Und hoffte, sie würde irgendwie verstehen. Wie hätte er schon antworten können, darauf?! Doch nur mit Ja.

Ja, ich glaube an das alles.

Und was hätte ich dann gesagt? Vielleicht: „Dann sollten Sie sich aber mal ernsthafte Gedanken machen!"

Und er: „Worüber, mein junger Herr?"

Ich: „Über Ihren Glauben!"

Anna lächelte den älteren Herrn an, nahm mich wieder in den Arm und sagte:

„Mein Freund wollte nur wissen, warum Sie die Zeitung lesen!"

Anna hatte mich also auch nicht verstanden. Ich fand ihre Frage aber irgendwie witzig.

„Ja Sie sind gut! Sie wollen ernsthaft wissen, warum jemand die Zeitung liest!?" Er sah immerzu nur Anna an. „Man liest die Zeitung, um sich zu informieren, um auf dem Laufenden zu bleiben und schließlich, um auch ein bisschen Interesse zu bekunden am Leben der übrigen Welt, oder junge Dame, meinen Sie nicht?"

„Jetzt weißt du's." Anna sah mich an, hellauf begeistert, als hätte sie die Lösung gefunden, mit Hilfe des älteren Herrn. Als müsste ich jetzt staunen und dankbar sein. Das fand ich süß von ihr. Sie hatte gar nicht hingehört, was der Zeitungsleser geantwortet hatte. Nein. Sie hatte es für mich gefragt.

„Hast du noch eine Frage an den Herrn?“, fragte sie mich mit gierigen Augen.

„Nein, habe ich nicht“, erwiderte ich. „Oder... halt... doch. Mich würde noch interessieren, wie er solange durchgehalten hat.“

„Was?“ Weder Anna noch der Herr verstanden das Geringste.

Da zog Anna die Augenbrauen nach oben – sie bildeten zwei ovale Baldachine – und sagte:

„Ah! Ich glaube, ich weiß, was er meint.“

Der Mann auf der Bank sah Anna erwartungsvoll an.

„Mein Freund will wahrscheinlich wissen, warum sie so alt geworden sind und sich vorher nicht das Leben gen... na, sie wissen schon. Er will wissen, warum sie so lange durchgehalten haben.“

Der Mann sah Anna verwirrt an. Ich glaube, nur die Tatsache, dass er sie reizend fand, verhinderte es, dass er sich nicht beleidigt von uns abwandte.

„Darüber habe ich noch nie nachgedacht“, antwortete er sehr langsam und schleppend. „Aber... wenn Sie es wirklich wissen wollen... ich meine...“ Er kam ins Stocken, was ihm überhaupt nicht stand. „Also... ich weiß nicht, warum ich gerade ihnen das sage, aber wenn Sie es wirklich wissen wollen. Es war, weil ich ein Ziel hatte. Ein bestimmtes Ziel.“ Er stockte und sprach nicht weiter.

„Welches Ziel?“, fragte Anna mit selbstbewusster und geduldiger Stimme, und sie sah ihn an dabei und zeigte ihm ihr wahrscheinlich schönstes Gesicht. Denn nachdem er zu ihr aufgesehen hatte, zog er die Augenbrauen weit hoch, fixierte nachdenklich eine Stelle auf dem Boden und sagte:

„Ich hatte nur... Ich hatte nur das Ziel, mich nicht

umzubringen. Das ist alles.“ Er sah weiterhin auf den einen Punkt. „Und es ist noch immer so. Das ist es, was mich erhält.“

Wir hatten beide nicht mit so was gerechnet. War er denn verrückt, uns so was anzuvertrauen! Ich wusste nicht, wie es jetzt weitergehen könnte. Was ich jetzt sagen könnte. Jetzt, nachdem heraus war, mit wem wir es hier zu tun hatten. Eigentlich großartig, war das nächste, was ich dachte. Wann erhältst du schon mal so eine Antwort! Und ich wünschte mir, dass er mich anschaute, und nicht Anna. Und tatsächlich war Anna auch ganz hingerissen, von dem, was er gesagt hatte, und von ihm. Das sah ich ihr an. Sie sah auf sein Gesicht, das nicht wagte, uns einen Blick zuzuwerfen, sondern immer noch auf die gleiche Stelle am Boden starrte. Anna sah ihn hingebungsvoll an.

Hingebungsvoll, ein furchtbares Wort. Ein altes Wort. Aber ich benutze gern alte, kräftige Wörter, um... ich weiß nicht warum. Sie gehören einfach noch dazu. Das möchte ich damit sagen.

Sie sah ihn also hingebungsvoll an, Anna, und nachdem sein Blick nicht erweichte, sagte sie:

„Ich fand das wunderschön, was Sie gerade sagten.“

Seine Augen eisten sich von der fixierten Stelle los und wanderten allmählich nach oben, und dann sah er mich an, und nicht Anna. Als gehe das, was er gesagte hatte, an meine Adresse.

„Das ist ein einfacher, aber wunderbarer Grund“, gestand ich. „Ich weiß nicht, warum ich noch nicht auf so eine Lösung gekommen bin.“

„Sie beide sind zwei sonderbare junge Menschen!“, fügte er dann noch hinzu.

„Und Sie sind ein sonderbarer älterer Herr", ergänzte ich freundschaftlich.

„Damals, als ich diesen Entschluss fasste, den Entschluss, es nicht zu tun, damals war ich vielleicht in Ihrem Alter."

Er sprach jetzt ausschließlich mich an.

„Ich studierte, hatte nicht viel Geld, kämpfte mich so durch. Aber nachdem ich den Entschluss gefasst hatte, änderte sich das alles. Heute bin ich stinkreich."

Letzteres sagte er ohne Stolz, ohne besondere Betonung. Nur dass er stinkreich sagte, anstatt steinreich. Ich weiß nicht. Wahrscheinlich eine Steigerung von steinreich.

„Es war zum Verrücktwerden!", fuhr er fort. „Ich machte meine Arbeit wie alle andern auch. Nur mit dem Unterschied, dass ich dabei Erfolg hatte, und die anderen nicht."

Er sah mich traurig an.

„Es ging so steil nach oben." Er hielt Arm und Hand senkrecht.

„Es war wie eine Teufelei des Schicksals, als sagte es ‚Schau, wie reich du bist, wie viel Erfolg du hast, jetzt kannst du dich doch freuen'. Aber ich wusste, sobald ich mich darauf einließ, dass ich reich war, könnte ich mich nicht mehr auf meinen Entschluss konzentrieren."

Er machte eine Pause, dann sagte er:

„Es war wie verhext, wie verdammt, ja ich fühlte mich richtig verdammt und fühle mich auch heute noch so – mein Vermögen wächst gerade ins Unermessliche."

„Sie armer Mann!", sagte Anna plötzlich frei heraus, so wie wenn ein kleines Mädchen, ohne nachzudenken, was es sagte, beim Marionettentheater, mitten in der Vorstellung, mit irgendetwas unglaublich Plattem und unglaublichen Wahrem herausplatzt.

Unsere Begegnung mit dem Mann im Park beschäftigte mich noch lange. Money, money, money, isn´t funny, in a rich man's world. Die verdammte Abba-Melodie ging mir bis in die Nacht hinein nicht mehr aus dem Kopf. Und ich muss zugeben, als der unglückliche Reiche von der Hölle des Geldes erzählte, hoffte ich kurz, er würde mich so interessant finden, dass er vielleicht mit dem Gedanke spielte, mir was davon zu geben, als er mich so tiefgründig ansah, um sich selbst zu entlasten, natürlich. Ein billiger Gedanke, muss ich zugeben. Wahrscheinlich bin ich auch nicht spezieller oder interessanter oder irgendwas als andere Menschchen. Auch nur daran interessiert, wofür alle schwärmen.

Aber was viel wichtiger war, Anna fand mich langsam wirklich interessant. Nachdem wir aus dem Park weggegangen waren, nahm sie mich ganz anders wahr als zuvor. Genauer gesagt, nachdem ich mit dem alten Mann gesprochen hatte. Woran ich merkte, dass sie mich anders wahrnahm?! An der Art wie sie neben mir herging. Langsamer, vorsichtiger. Und daran, dass sie keine Scherze mehr machte und sich auch nicht mehr bei mir einhing, bedeutungslos einhing, wie sie das vorher gemacht hatte. Ja, das war der deutlichste Hinweis. Dass sie sich nicht mehr einhing. Es hätte etwas anderes bedeutet als zuvor.

Ich glaube, der Spaziergang tat ihr gut. Ich sagte, dass ich morgen mit ihr in dieses Café um die Ecke, am Beethovenplatz gehen werde. Das wird dann richtig gut! Dass es so jemanden gab wie diesen Mann, heute Mittag im Park, das sagte mir, dass ich vielleicht doch nicht auf dem Holzweg war, insgesamt. Dass es so etwas wie das Totale vielleicht doch gab, auch bei anderen Menschen. Und nicht nur bei mir.

Weshalb ich so total geworden bin?! Ich war eben immer schon zu allem bereit – gedanklich. Und dann ging ich eben auch soweit wie es ging – gedanklich. Und als es nicht mehr weiter ging, machte ich noch einen Schritt. Und noch einen. Und dann noch einen.

Eine der Fragen, die ich jedem stelle, nach einer gewissen Zeit, ist: „Was willst du? Was willst du wirklich?" Und eigentlich gab mir noch keiner eine Antwort darauf. Wobei diess das Wichtigste ist. Oder nicht?! Ich stelle mir die Frage ständig. Und es geht nicht darum, was man will, oder dass man genau weiß, was man will, sondern dass man will. Dass man etwas unbedingt und ohne Rücksicht will. Und dass man alles will, im Grunde, ja, das ist es. Das müsste die Antwort sein, die mir noch keiner gegeben hat. Auf die ich aber immer noch warte. Und dabei geht es nicht um Raffgier, um Besitz, wenn ich alles sage. Nein, es geht um die Essenz. Eben das Totale. Und es muss eine Sache sein, eine. Sonst wäre es nicht alles.

Aber genug der Theorie. Wer will so was schon hören. Niemand leider. Aber mir geht's einfach nur gut gerade. Deshalb rede ich so frei heraus. Lege mein Innerstes offen. Ich könnte auch alles singen, im Moment, nicht immer nur reden reden reden. Ich sollte vielleicht einen Song schreiben, anstelle von dem hier. Alles komprimieren, auf das Wesentlichste. Dann eine Melodie, die keinem mehr aus dem Kopf geht. Und ein Refrain, den bald jeder auswendig kennt. Und jeder mitsingt. Dann könnte keiner mehr aus. Ja.

Ach ja, das hatte ich völlig vergessen, vor einer Stunde riefen meine Eltern an. Das erste Mal, dass ich mit ihnen sprach, seit ich hier war. Ich merkte, dass sie ganz aufgeregt waren, fast ängstlich. Ich sprach mit meinem Vater, meine Mutter war im Hintergrund. „Ja Matthias!?“, waren seine ersten Worte, er klang freudig, neugierig darauf, was ich sagen würde, über das hier, über mich, mein Befinden. „Ja Matthias!?“, auffordernd, positiv und gespannt. Dann kam eine Pause, er sagte nichts, wartete. Ich sagte auch nichts, hoffte, dass er irgendwas sagen würde, konkret nachfragen würde. Aber nein. Nach ein paar weiteren Sekunden, sagte er: „Und?!“ Aber ich sagte wieder nichts, konnte ja jetzt nicht plötzlich so tun, als wäre ich ihnen dankbar, für das hier, dass ich hier war. Ich ließ ein verhaltenes, nichtssagendes „Ja“ von mir und wartete ab. Er räusperte sich und dann sagte er: „Ich glaube, wir haben schon das Richtige getan mit dir, oder?!“ Darauf konnte ich nun auch wieder nicht antworten, beim besten Willen nicht. Sie mussten mein Vertrauen schon erst wieder gewinnen. Schließlich hatten sie mich in eine Anstalt gebracht.

„Und, wie geht's euch?“, fragte ich müde.

„Uns? Uns... ja uns geht's gut, ja ja.“

„Ich hab jetzt gerade keine Zeit.“

„Ach so. Ja?“

„Ich muss in die Therapiestunde.“

„Ach so. Ja klar. Mhm. Gut. Wir wollten ja nur...“

„Gut. Also dann tschüss.“

„Ja, tschüss Matthias, mach's gut, gell!“

Ich hasste sie. Ich hatte sie immer in der Hand gehabt, beide. Das mag grausam klingen, ist aber eine Tatsache. Nur mit der Entscheidung mit der Klinik, da hatte ich nichts mehr tun können. Das war das erste Mal, dass sie entschieden, und nicht mehr ich. Das erste Mal überhaupt, glaube ich. Es klingt größenwahnsinnig, aber mein Urteil war immer das letzte, bei allen Dingen. Beim Haus, beim Auto, beim Urlaub, beim Denken. Ich lenkte. Und sie genossen es. Das Gelenktwerden. Sie würden mich auch wieder aus der Klinik abholen, wenn ich es nur geschickt genug anstellte. Sie taten wirklich alles, was ich wollte. Nachdem ich mein Studium geschmissen hatte, sagte ich, ich will Werbekaufmann werden.

Sie fanden eine Agentur. Ein Freund meines Vaters. Drei Tage darauf, Modedesign, wieder studieren. Sie fanden es gut. Danach Landschaftsgärtner. Und so ging es weiter. Sie wurden und wurden nicht skeptisch. Ich musste es nur entsprechend vortragen, sprechen, reden, erklären, begründen, und gleich waren sie hin und weg. Das Geld war ja da. Zu allem. Vielleicht ein Jahr im Ausland, in Amerika?! – eine Idee meines Vaters – Wenn es da ein Studium gäbe, das mir gefiele, da ließe sich schon mit ihm reden, meinte er eines Abends. In der Nacht darauf machte ich kein Auge zu und am nächsten Morgen kam ich nicht mehr aus dem Bett. Schaffte es schlichtweg nicht.

Aber egal. Das tut alles nichts zur Sache. Tatsache war, dass ich in zehn Minuten eine Sitzung mit Fink hatte. Und ich erhoffte mir sehr viel davon, dieses Mal. Ich spürte, dass ich irgendetwas erfasst hatte, das ich jetzt noch nicht in Worte fassen konnte, aber es war da, und wenn wir jetzt gut miteinander arbeiten würden, Fink und ich, dann...

Wer weiß das schon?!

Um Punkt vier war ich in Finks Zimmer. Aber er war nicht da. Ich setzte mich. Seinem Stuhl gegenüber. Dachte mich auf seinen Platz und betrachtete mich. Na ja. Einfach war dieser Patient ja wohl wirklich nicht. Er war... ja was?!! Ich betrachtete mich noch mal. Immer noch keine Antwort. Ich sah genauer hin. Er war wohl einfach verzweifelt. Doch woran verzweifelte er. Das war mir jetzt, als Arzt, unklar. Ich könnte ihn ja fragen. Meinen verrückten Patienten.

Eine Fliege landete auf meiner Stirn, und ich war wieder in mir. Ich wollte sie nicht verscheuchen, obwohl es höllisch kitzelte. Wollte sehen, wie lange ich ihre verdammten kleinen Hakenfüßchen ertragen könnte. Sie bewegte sich und blieb ruckartig stehen. Ich wurde schier wahnsinnig vor Juckreiz. Dieses kleine verdammte Scheißding. Wenn so was Kleines schon einen Menschen, einen gesamten Menschen, zum Narren halten kann, was kann dann erst... sie flog ab, schwirrte glückselig durch mein Blickfeld und landete auf dem schwarzen Leder des Arztsessels. Ich kam mir albern vor und kratzte heftig die Stelle auf meiner Stirn. Ich dachte: „Die Vollkommenheit der Fliege.“ Warum, weiß ich auch nicht. Die Vollkommenheit der Fliege. Wahrscheinlich weil sie bei allem, was sie tat, niemals an die Folgen dachte. Und sofort, als sie auf dem Leder des Arztsessels aufgekommen war, alles vergaß. Meine Stirn, meine Haut, meine Wärme. Weil sie immer alles vergaß und sich an nichts erinnerte und auf nichts wartete.

Wie zum Beispiel ich, der ich auf meinen Arzt wartete. Meinen Arzt.

Mir gefiel dieser Ausdruck plötzlich. Einen Arzt zu haben, einen eigenen. Einen Betreuer. Dem ich mich abgegeben hatte. Und der mich behandelte.

Im Zimmer war es heiß. Die Fliege schwirrte wieder laut surrend im Raum herum. Die Fliege und die Hitze, das passte. Im Winter gab es keine Fliegen. Nur wenn es schön ist, kitzeln dich die Füßchen der Fliegen. Erinnere dich an die Fliegen. Im Winter.

Ich stand auf und ging zum Fenster. Langsam. Wie durch

den Mittelgang einer Kathedrale. Das Deckenfresko betrachtend.

Es war schließlich das Zimmer meines Arztes. Ich musste es also achten. Ich vertraute ihm schließlich. Heute. Mehr als zuvor. Heilen. Er könnte mich heilen. Unter Umständen. Ein Arzt. Ärzte heilen. Ich war Patient. Ärzte heilen Patienten. Patienten lieben Ärzte. Sie lieben gute Ärzte. Und in diesem Moment liebte ich ihn, Doktor Fink. Ich liebte ihn wirklich.

Was bedeutet Warten eigentlich?! Es ist ja keine Tätigkeit, wie zum Beispiel Schwimmen. Was tut man also, wenn man wartet! Auf jeden Fall wartet man auf etwas. Soviel kann man sagen. Aber egal worauf man wartete, das Warten ist immer dasselbe. Ich dachte nach. Und dann versuchte ich bewusst zu warten.

Ausschließlich zu warten

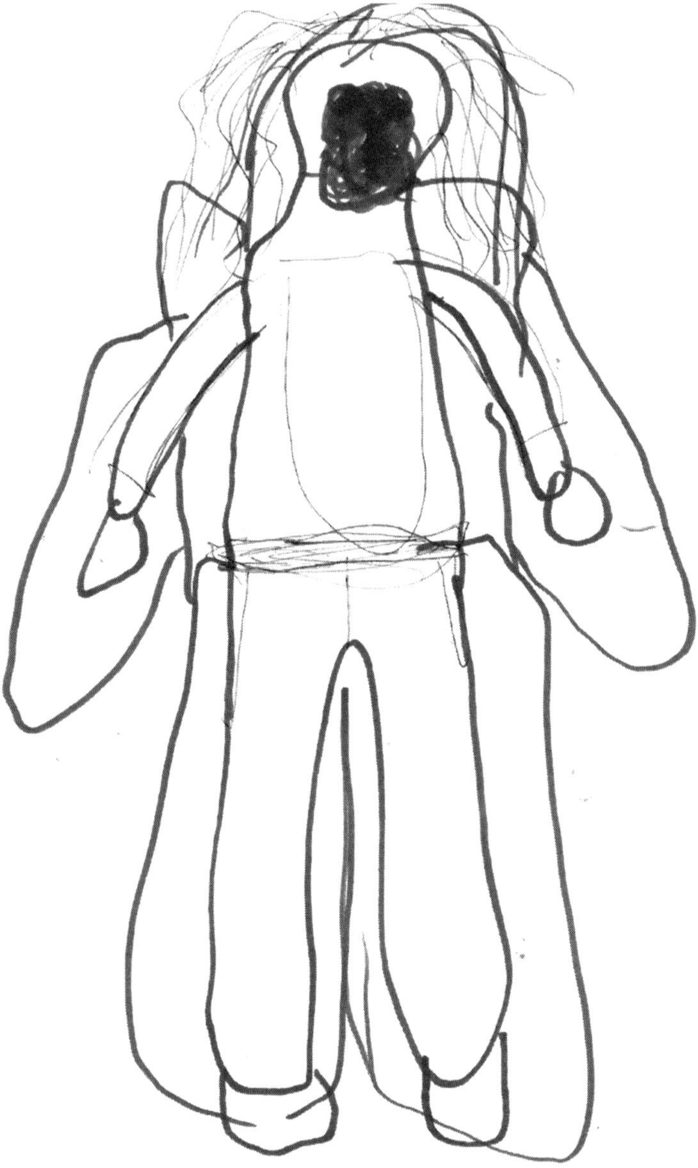

V.

Ständig tauchte Finks Gesicht in mir auf. Das Gesicht des Erwarteten. Und als ich es herauspresste, aus meinem Hirn, ertappte ich mich, wie ich mit der linken Hand permanent auf mein Hosenbein tribbelte. Das war auch nicht Warten. Das war Tribbeln. Ich konnte schlichtweg nichts tun, um zu warten. Es existierte nicht. Es handelte sich um ein Phantom-Wort. Um eine seltsame Illusion.

Vielleicht konnte man noch viel mehr sinnlose Wörter aus dem Vokabular streichen, wer weiß!?

In diesem Moment betrat Fink das Zimmer. Ich zuckte fürchterlich zusammen.

„Herr Renert, was ist los? Geht es Ihnen nicht gut?"

Ich hing am Rande meines Sessels. Ich war zu Tode erschreckt und wusste gar nicht, was dieser Mann hier tat.

„Ha... ha... hallo. Doktor. Herr. Fink."

„Was ist denn mit Ihnen?", fragte er, während er sich, mich genau beobachtend, seinem Sessel näherte. Ich dachte, wenn ich jetzt weiter herumzucken würde, irgendwelche sinnlosen Wortfolgen vor mich hinbrabbeln würde oder Ähnliches, dann wäre ich ganz schön in der Patsche. Draußen kannst du das tun. Vor deinen Freunden, zum Beispiel, die sich dann totlachen. Aber hier kann es dein Todesurteil sein.

Eine Diagnose.

Schizophrenie.

Tabletten.

Nach der Klinik.

Wiedereingliederung.

In einer therapeutischen WG.

Ich sah Fink an und sagte: „Sie haben mich erschreckt."

Er wendete den Blick von mir ab und setzte sich, als wäre er beruhigt darüber, über meine Antwort, dass sie nicht pathologisch war.

„Es tut mir leid. Vielleicht öffnete ich die Tür etwas ruckartig", entschuldigte sich Fink.

„Nein nein. Es ist nur... es ist eigentlich so, also wie soll ich Ihnen das erklären..."

Mein Blick schweifte zum Fenster. Dahin, wo er immer geht, wenn ich länger in einem Raum bin.

„...also es ist eigentlich das Gegenteil der Fall, ich bin... Sie erschrecken mich nicht, sondern Sie freuen mich, das heißt, ich fühle mich sehr wohl, bei Ihnen, ich habe das Gefühl, dass ich es schaffen kann, zusammen, mit Ihnen."

Es war draußen. Ich war erleichtert. Für einen Psychologen wahrscheinlich schon so eine Art Liebeserklärung! Ich sah verlegen zur Seite und wartete auf seine Antwort. Als die nicht kam, sah ich ihn an, hilflos.

„Herr Renert, also das freut mich natürlich, dass Sie so große Hoffung haben und so auf mich setzen." Er war korrekt wie immer, verlor nicht die Facon. „Ich denke auch, dass Sie es schaffen können. Doch dürfen Sie dabei nicht zu sehr auf mich setzen. Ich bin nur ihr Interview-Partner. Und zwar der Reporter. So müssen Sie sich das vorstellen. Ich bin der Reporter und Sie sind der Mann der Stunde."

Dann war ich eine traurige Berühmtheit. Fink lächelte mich leicht verlegen an. Schließlich schon eine wagemutige Metapher, die er da verwendet hatte. Sonst eigentlich nicht seine Art.

„Gut, dann steigen wir mal ein", fuhr er fort, „Heute habe

ich sogar anderthalb Stunden für Sie Zeit. Wie kommt es, dass Sie sich besser fühlen heute?“

Doktor Fink hatte meine Anfangseuphorie etwas gedrosselt. „Ich kann es Ihnen nicht genau sagen weshalb.“ Ich dachte nach. „Es... also es war so, dass ich heute nachdachte, über die Zeit bei meinen Eltern. Und über sie.“ Fink sah mich an. „Über meine Eltern.“ Er zog die Augenbrauen hoch.

„Doktor Fink?“, fragte ich zaghaft.

„Ja Herr Renert?“

„Ich glaube, ich möchte über meinen Vater sprechen.“

„Über ihren Vater, ja.“

„Ja, über ihn.“

„Dann fangen Sie mal an. Erzählen Sie mir einfach mal von ihm. Vielleicht machen Sie es folgendermaßen: Charakterisieren Sie ihn mir. Ich weiß nichts von ihm, gar nichts. Und Sie stellen sich nun vor, Sie müssten ihn mir beschreiben!“

„Das ist nicht einfach.“

„Warum?“

„Ich will ihn eigentlich gar nicht beschreiben!“

„So. Können Sie mir sagen warum?“

„Nein... kann ich nicht.“

„Gut, dann..“

„Wissen Sie, es gibt ja nichts auszusetzen an ihm. Er ist wirklich ein interessanter Mensch, ein toller Mensch.“

„Ein toller Mensch!“

„Ja. Also, wie soll ich sagen. Also ich könnte Ihnen nichts Negatives berichten, über ihn.“

„Interessant.“

„Warum interessant?"

„Ich finde das einfach interessant. Und ich erinnere mich, dass Sie vorher meinten, sie würden gerne über ihren Vater sprechen.

„Ja. Aber nicht so."

„Gut. Ich respektiere das. Ich respektiere alles, was Ihnen wichtig und teuer ist."

Mein Blick senkte sich, vor seine Füße. Ich schwieg.

„Herr Renert. Es ist doch gut, dass Sie ihren Vater mögen", forderte er mich heraus.

„Ich mag ihn doch gar nicht. Nein, das ist falsch. Natürlich mag ich ihn. Aber er mag mich nicht."

„Wie kommen Sie darauf?", hakte Fink nach.

„Er mag mich schon, aber er... er mag mich eben auf eine bestimmte Art und Weise." Ich sah Doktor Fink direkt in die Augen.

„Aha. Jetzt."

„Er mag mich wirklich dann sehr, müssen sie wissen, wenn ich so bin, wie er sich das vorstellt", erklärte ich ihm. „Er mag mich wirklich sehr!!"

„Das glaube ich Ihnen, Herr Renert, das glaube ich Ihnen", beruhigte er mich.

„Ich glaube Ihnen, dass er Sie mag, und dass Sie ihn mögen, Herr Renert, Sie können mir glauben!"

Ich atmete auf.

„Aber vielleicht...", begann Fink von neuem, „...versuchen Sie es doch noch mal, ihn zu beschreiben. Warum versuchen Sie es nicht einfach?"

Wie Fink so redete, sah ich durch das Fenster, wie ein junges

Pärchen die Eingangstreppe zu der stattlichen Tür ihres Hauses hochstieg. Vor der Tür machten sie halt. Sie stellte ihre Einkaufstüten auf den Boden und suchte in ihrem winzigen, vornehmen Handtäschchen nach dem Schlüssel. Die Tüten, die sie abgestellt hatte, blinkten in der grellen Nachmittagssonne in sämtlichen herrlichen Grundfarben, versetzt mit viel versprechenden Namenszügen. Wie sie so suchte, drehte er sich vom Haus weg und sah über die Straße, dann ging sein Blick nach oben und landete exakt an meinem Fenster. Als wüsste er, dass ich ihn beobachte. Aber man sah, dass er nicht hineinsehen konnte. Er sah nur das Fenster an. Aus irgendeiner dumpfen und uralten Instinktivität, die unserer Gattung früher mal das Überleben sicherte und heute lediglich ein unbekanntes und unnutzes Überbleibsel darstellt. Dennoch hasste ich ihn für diesen sicheren Instinkt. Für diese Überlebensfähigkeit, die ihm gar nicht bewusst war. Mir jedoch.

Er sah gut aus. Von ihr sah man nur das Haar. Lang. Und schön. Auf teurem Tuch aufliegend. Und sich somit noch mehr hervorhebend. Er schien es zu genießen, den Moment, in dem sie den Schlüssel suchte. Er sah wieder von meinem Fenster weg und betrachtete das Klinikgebäude, gesamt, als wäre er sehr zufrieden damit. Dann sah er in den kleinen Vorgarten vor dem Haus, betrachtete den alten Lindenbaum, dessen Blattwerk wie eine dunkle Festung gegen das helle Sonnenlicht stand. Und dann geschah es, dass sich dieses Bild in mir einbrannte, denn bis heute habe ich es noch in jedem Detail vor mir. Und plötzlich war der ganze Hass verschwunden, den er aufgeschürt hatte, und sie, in mir, weil sie so schön waren, so jung, so funktionierend. Plötzlich war es einfach nur ein schönes Bild einer Szene im einmaligen Licht des anbrechenden Spätnachmittags eines

Hochsommers, mit zwei Menschen, die einfach nur da waren, nichts dafür konnten, sondern einfach nur da waren...

„...versuchen Sie es nicht einfach?“, hallte Finks Frage in meinem Kopf nach.

Ich sah ihn an und sagte: „Gut. Ich versuch’s.“

„Ja“, fügte er hinzu.

„Meinen Vater charakterisieren... also er ist ein sehr zuvorkommender, höflicher Mensch, der... der bemüht ist, immer alles in gutem Licht zu haben.“ Ich kratzte mich an der Schläfe. „Der eigentlich alles erreicht hat, beruflich. Eine Tellerwäscherkarriere. Sozusagen.“

„Bleiben Sie an der Beschreibung dran, nicht an dem, was er machte oder jetzt macht.“

„Wissen Sie, wir haben uns noch nie gestritten

„Ja?“, fragte Fink.

„Ja“, antwortete ich, „Ich habe mit meinem Vater noch nicht einmal gestritten.“

„Das kann ich mir nicht vorstellen“, betonte Fink deutlich und ohne therapeutische Hinterintention. Er glaubte mir wirklich nicht.

„Ich könnte mir gar nicht vorstellen, mit ihm zu streiten. Kann ich nicht. Ich weiß nicht, was passieren würde, wenn...“

„Wenn was?!“ Mir war, als wäre Fink aufgewacht und hätte seine schöne neutrale Stellung verlassen. Vielleicht könnte ich jetzt hinauf, auf seinen Hochsitz. Den ich ihm doch neidete.

Herrliche Gleichgültigkeit der Berufe!

„Ja, wenn wir streiten würden, ich weiß nicht, was dann passieren würde“, erklärte ich ihm.

Fink rückte sich in seinem Sessel zurecht, legte Schreibblock und Bleistift weg, neben sich, auf den kleinen metallenen Beistelltisch, und faltete die Hände in seinem Schoß wie ein Betender. Tatsächlich, er tat etwas, und ich, ich beobachtete ihn, ich konnte ihn beobachten, dabei. Er räusperte sich, doch bevor er etwas sagen konnte, meinte ich:

„Na ja, er legt eben Wert auf ein angenehmes Klima, mein Vater, wenn wir zusammen sind. In der Familie. Oder wir zwei, ich und er. Er will, dass wir uns unterhalten, über angenehme und tiefsinnige Dinge. Das schon. Tiefsinnig. Aber nicht unangenehm. Das dürfen sie nicht sein. Und manchmal würde ich eben schon ganz gern ein kritisches Wort verlieren, über etwas, über irgendetwas. Aber das ist nicht möglich. Weil er das nicht mag. Dann verzieht er sein Gesicht, wird furchtbar traurig und böse und... und bemitleidenswert irgendwie. So, dass man ihn unbedingt sofort retten möchte und retten muss, und dann rettet man ihn eben. Vor allem Übel. Vor der Welt. Vor überhaupt allem, was nicht er ist."

Fink sah zur Seite, drehte mir das linke Ohr zu, neigte den Kopf leicht. Damit ihm ja nichts entginge.

„Ja und ich bin eben sein Retter. Genau." Ich stockte und sagte nichts mehr. Musste einen Augenblick darüber nachdenken, was ich da überhaupt von mir gelassen hatte. Ich wunderte mich kurz. Wie war ich überhaupt auf so was gekommen, Retter!?

Fink wartete scheinbar immer noch darauf, dass ich weitererzählte. Also tat ich ihm den Gefallen. Er sah fast ehrfurchtsvoll zur Seite, und meine Aufgabe sah ich nun im Bedienen seiner Demut, seiner Ehrfurcht. Mit mehr:

„Es ist unmöglich zu streiten. Wir würden uns wahrscheinlich... ich glaube, wir würden uns zerfetzen. Ich weiß es nicht. Aber ich glaube schon, ja. Wahrscheinlich. Nein, ich weiß es nicht."

„Zerfetzen...??!", wiederholte Fink fragend und mit einer Art Bewunderung.

„Ich glaube nicht, nein. Ich weiß es nicht. Ich müsste es wahrscheinlich mal darauf ankommen lassen." Ich ging in mich. „Aber dann würde ich wahrscheinlich so ausflippen, so brüllen, dass wir uns nie wieder sehen könnten. Denke ich."

Fink saß da und sagte nichts. Er sah auf seine gefalteten Hände. Ich hoffte inständig, dass er irgendetwas sagen würde. Dass er die Ruhe unterbrechen würde. Nach einer ewigen Weile sagte er dann:

„Ich denke, wir werden uns noch sehr oft über ihren Vater unterhalten müssen."

Ich hatte eigentlich mehr erwartet. Nicht nur eine Aussage im Futur. Sondern ein Fazit, einen absolut gültigen Satz. Es klang so als hätte ich nur einen Vater. Wo war meine Mutter. Warum unterhielt man sich nicht über sie. Nun, ich wüsste zugegebenermaßen über meine Mutter auch nichts zu berichten außer, dass ich sie liebte, besonders liebte. Aber, ich weiß nicht. Dieses ständige Lieben, langsam war es mir verdächtig. Die natürliche Elternliebe. Zum ersten Mal in meinem Leben, so glaube ich, dachte ich daran, dass meine Eltern auch Personen waren, Menschen waren. Und dass man über sie nachdenken konnte. Wie über jemand anderen.

Was sie bisher gewesen sind, kann ich nicht genau sagen. Götter nicht. Aber auch keine Menschen eben. Geister vielleicht, ja, Geister.

In diesem Moment fiel mir eine Geschichte mit meiner

Mutter ein und ich überlegte, ob es klug wäre, sie Fink zu erzählen. Die Geschichte war nämlich schon ganz schön krass. Das war vielleicht vor zwei Monaten. Ich war mit ihr allein zuhause. Mein Vater machte wieder einen seiner Spaziergänge, zu denen er mich normalerweise mitnahm und mit mir über Lösungsansätze bezüglich meiner Problematik diskutierte. Er sah das Ganze als eine Art Baustopp bei einer seiner Immobilien, und nun musste eben das Problem schnellstmöglich behoben werden, damit weitergebaut werden konnte. Und seiner Meinung nach war natürlich jedes Problem behebbar – wie gesagt, er war ein Baumeister. Aber ich wollte nicht über ihn sprechen, sondern über sie. Also... wir waren allein zuhause. Und ich weiß nicht, aber ich bildete mir plötzlich ein, meine Mutter könnte mir helfen, sie würde wissen, was ich bräuchte. Und ich war verzweifelt, das vergaß ich zu erwähnen, ich war so verzweifelt, in dieser Nachmittagsstunde, dass ich diesmal wirklich ernsthaft erwog, vor ein Auto zu laufen. In dieser Verzweiflung also, trunken von dieser Verzweiflung ging ich zu ihr, warf mich auf den Boden, griff hinein, wälzte mich, bog mich und weinte so sehr, dass sie sich niederkniete, neben mich und mit mir sprach.

„Matthias... Matthias, hör doch bitte auf. Hör doch bitte auf." Ich hörte nicht auf. Ich konnte nicht. Ich musste meine Verzweiflung jemandem zeigen, sonst hätte ich mich zerstören müssen. Ich grub in den Fußboden hinein, was gar nicht möglich war, ich machte alle Anstalten, hinunter zu kommen, unter den Boden, mich zu verdecken. Meine Mutter umklammerte mich eisern und sagte mit betenden Worten:

„Also Matthias, jetzt gibt es nur noch..." Sie war wirklich am Schluss angelangt. Am Schluss des ihr bisher bekannten

Lebens. „Jetzt, also hör zu. Du kommst jetzt mit.“ Sie holte ihre Weste und die Autoschlüssel und sagte: „Komm.“ Ich entfaltete meinen verkrümmten Körper und stand langsam vom Boden auf. Und als wir dann im Auto saßen, wagte ich noch immer nicht zu fragen. Vorsichtig sah ich zu ihr hinüber, während sie auf die Straße einbog. Sie machte einen gefestigten Eindruck, wirkte entschlossen, sicher. Ich hoffte. Vielleicht wüsste sie wirklich Rat. Ich hoffte.

„Du kennst doch diese Leute, denen dein Vater mal geholfen hat, die Russlanddeutschen!?“, sagte sie mit erschreckend ruhiger Stimme, nachdem wir ungefähr fünf Minuten gefahren waren.

„Die Hegels, meinst du die Hegels?“, fragte ich vorsichtig.

„Ja, die Hegels.“ Sie sagte nichts mehr und fuhr weiter. Wir hatten Krummbach verlassen und fuhren nun durch die kleinen Vororte, Ranertshofen, Tassenhausen. Ich sah aus dem Fenster und nahm nichts wahr, konnte jetzt nichts wahrnehmen. So sehr musste ich mich auf die Hoffnung konzentrieren.

Ich hörte nur das Motorengeräusch des Wagens, das beruhigend auf mich wirkte, bekannt und monoton. Was gibt es schon besseres als etwas, dass bekannt und monoton war?! Plötzlich hielt sie den Wagen an und sah mich an.

„Also Matthias, das ist das Letzte, an das ich noch glaube.“

Ich sah sie an.

„Der alte Herr Hegel kann abbeten.“

Und ohne eine Reaktion von mir abzuwarten, löste sie ihren Gurt, der hochschnellte, gegen das Fenster schlug, öffnete die Wagentür und stieg aus. Ich tat dasselbe. Und dachte nur Abbeten. Aha, Abbeten. Ich durfte nicht denken, dass das nichts war. Ich musste hoffen, konzentrierte mich krampfhaft aufs Hoffen. Abbeten, genau, Abbeten, aha.

Ich sah ein einfaches Einfamilienhaus, gerade fertiggestellt. Meine Mutter ging darauf zu. An meine Schuhsohlen hefteten sich dicke, lehmige Erdklumpen. Frischweiße Wände schossen aus dem erdigen Braun des Vorgartens, der noch nicht angelegt wurde. Eine Fläche plattgetretener, aufgeworfener, umgeschaufelter Erde. Darin das Haus. Unwirklich. Gemein irgendwie. Kompromisslos. Darin der Helfer. Der Glaube, dass er gut ist, der Abbeter. Aber in einem solchen Haus, in einem normalen, gewöhnlichem, gemeinen Haus? Ja! Warum nicht?! Das Haus ist egal. Ich durfte mich nicht auf das Haus konzentrieren.

Meine Mutter klingelte und die Tür öffnete sich. Herr Hegel. Ein dunkles Gesicht, niedrige Stirn, kräftige Statur, ein Mann um die sechzig, der wie ein zorniger Prophet des Alten Testaments wirkte, einer aus dem Volke, dem gewöhnlichem Volke, aber mit Allmacht. Augen, oh je, Wahnsinnsaugen. Er war nicht sehr groß, aber seine Augen waren so hell, dass man nicht lange hineinsehen konnte, wie bei der Sonne. Vielleicht übertreibe ich jetzt ein wenig, aber der Russe, der Russlanddeutsche war etwas Besonderes. Er streckte mir siegessicher seine Rechte hin und begrüßte mich mit einem warmen und gleichzeitig eiskalten Lächeln. Ich wusste, er war es. Er könnte mich retten. Im biblischen Sinne. Ich fühlte meine schwache Hand in seiner und zeigte ihm mein Gesicht, das Gesicht eines Wüstenwanderers, der in seiner Oase Wasser erhoffte. Wir traten ein, und ohne ein Wort zu wechseln begann er mit der Zeremonie. Ich wusste nicht, dass der Russlanddeutsche einen regelrechten Exorzismus an mir vollziehen wollte. Ich dachte an irgendwelche Gebete, gemurmelt, sanft, vielleicht eine Hand auf meinem Kopf, milde und... aber was wirklich kam, darauf war ich nicht gefasst.

Zuerst bat er meine Mutter und mich niederzuknien. Wir befanden uns mittlerweile im Wohnzimmer und taten, was er sagte. Außerdem kniete seine Frau neben uns. Sie war unvermittelt dazugestoßen und hatte uns ständig zugenickt, auch ohne ein Wort zu verlieren. Sie nickte, als wolle sie sagen:

„Ihr könnt dankbar sein, dass die Wahrheit selbst euch in diesem Manne, in meinem Manne, erhören wird." Sie trug einen alten blauen Arbeitskittel und hatte ein Kopftuch auf, und beide, er und sie, waren von einer Art extremer Armut und stattdessen erfüllt von etwas, das ich nicht kannte, aber sehr bald schon kennen lernen sollte.

Wir knieten also. Er machte das Kreuzzeichen. Begann zu beten. Das Vaterunser. Alles noch im legalen Rahmen. Nach dem Amen aber sah er die beiden Frauen an, meine Mutter, seine Frau, und nickte. Seine Frau wusste sogleich, was dies zu bedeuten hatte und bat leise meine Mutter mitzukommen.

Hinauszugehen. Als sich die Türe hinter ihnen schloss, war es als wären wir zwei nun allein auf der Welt. Und als wäre noch einer im Raum, Gott oder Satan oder was weiß ich. Ich fühlte mich unwohl und dachte, dass dies ein gutes Zeichen sein müsste. Dass bereits irgendetwas wirken würde. Der Exorzist nahm ein kleines schwarzes Buch, das schon beim Hereingehen auf dem Couchtisch gelegen hatte und las hieraus irgendeine Formel vor, eine Art Anrufung von Jesus Christus. Bei diesem Namen fühlte ich mich doch noch recht wohl, im Vergleich zum dem, was dann kam. Denn er legte mir jetzt seine riesige aufgequollene Arbeiterhand auf den Bauch und sagte einen bestimmten Satz, woraufhin ich kotzte. Ja! Ich kann es bis heute nicht glauben. Ich kotzte.

Die Stelle, auf die er die Hand legte, war furchtbar warm. Er nahm sie wieder weg, öffnete wieder sein Buch und betete. Wenn ich mich nur an die Worte erinnern könnte. Es war irgendein Befehlssatz. Vielleicht besser, ich weiß sie nicht mehr. Plötzlich seine Hand wieder auf meinem Bauch, und ich kotzte wieder. Wie auf Knopfdruck. Es war furchtbar. Ich kniete mich auf den Boden, fühlte mich angegangen. Über mir die großen überquellenden Augenbrauen des Gotteskriegers, stetig dieselbe Litanei anstimmend. Laut und deutlich, Worte wie Nägel. Die er in die Wand schlug. Durch mich hindurch. Ich wusste nicht mehr, wer ich war. Er befahl mir aufzustehen, behandelte mich seltsam, nicht mehr wie einen Menschen. Wieder seine Hand. Und nun tat er sie nicht mehr weg. Ich hörte nicht mehr auf zu kotzen. Jedes Wort ist wahr. – Wirklich. Ich krümmte mich, wollte mich wieder hinwerfen, aber er hielt mich, ich spürte die Wärme seines alten kräftigen Arbeiterkörpers und seine Hand. Diese mächtige Hand, die alles mit mir tun konnte. Und so standen wir da, ineinander verkeilt. Mein Rumgekotze nahm kein Ende. Ich spie einen einfarbigen mehligen Brei. Keine Essensreste oder ähnliches. Nein, regelrecht Brei. Ich war bereits ganz schwach und hörte seine warme, aber unerbittlich ankämpfende Stimme. Ich war der Feind. Das war mir jetzt klar. Und ich merkte, dass er irgendetwas ansprach in mir, das ganz tief mir gehörte. Eine Urkraft von mir. Dass er da ran wollte. Sie herausholen wollte, herausreißen, ausjäten. Ich hatte das Gefühl, er würde mich mit Gewalt ficken.

Ich weiß nicht, im Nachhinein denke ich wirklich, es war scheiße, was er da getan hat. Mit ein bisschen Zauber und Energiebündelung ist so was wahrscheinlich schon machbar. Aber ob man so was machen darf, mit einem Menschen, das weiß ich wirklich nicht. Ja genau, es war ein Zerhäckseln der Psyche. Und ich weiß noch, wie ich mich dann aus seiner Umarmung befreite, mich auf den Boden warf und mein Gesicht in der Kotze wälzte – sie wieder aufnehmen wollte. Das, was er mir entrissen hatte. Der Exorzist mit russischem Akzent war geschockt. Totale Bestätigung. Ich war es. Satan. Er betete wie ein MG. Achtete nichts mehr. Nur noch den Namen Gottes, den er gegen mich schrie. Unentwegt der Name Gottes.

Ich kann nicht mehr weitererzählen. Ich höre jetzt auf. Es kommt mir immer noch hoch, wenn ich daran denke. Am Schluss der Zeremonie auf jeden Fall, lag ich auf der weichen Wohnzimmercouch und hechelte. Meine Mutter und seine Frau waren hereingekommen und sahen mich an. Vielleicht war ich ja wirklich verhext, oder besessen, wie man richtig sagt. Vielleicht war das, was er da an mir veranstaltet hatte, einfach eine sehr frühe Form von Seelenreinigung, von Psychotherapie. Man musste es aber dann mit Aderlass vergleichen, einer ungezielten Form von Gewalt. Mir ging es auf jeden Fall nach der ganzen Sache nicht viel besser. Tatsächlich fühlte ich mich erst ein wenig erleichtert, der Exorzist erklärte mir dann noch, dass ich kein TV schauen dürfe – ich weiß nicht warum, aber er sagte wirklich TV. Und eine Stunde nach der ganzen Prozedur fühlte ich mich schon wieder genau so beschissen, beziehungsweise besessen wie eh und je.

Ich hätte die ganze Sache nicht erzählen dürfen und ich weiß nicht, warum ich es trotzdem tat. Die Tage nach dem Exorzismus verbrachte ich auf jeden Fall mit Fernsehen.

Fink erzählte ich diese Geschichte natürlich nicht. Er hätte meine ganze Familie für verrückt erklärt, zumindest meine Mutter und mich, mein Vater war ja in all der Zeit wandern.

Er erfuhr auch nie von unserer gemeinsamen Aktion, denn selbst meiner Mutter war nach dem Anblick des verkotzten Wohnzimmers und meinerselbst auf der Couch der Glauben genommen worden. Sie verlor auch mir gegenüber nie wieder ein Wort darüber.

Nach der Sitzung mit Doktor Fink fühlte ich mich noch eine Spur besser. Ich hatte die Vermutung, dass ich vielleicht doch ein wenig mehr über mich nachdenken sollte, wenn ich es in diesem Leben noch schaffen wollte. Schließlich war ich ja die meiste Zeit anwesend.

Anfang dieser Woche hatte ich mich beschwert, über meine zwei Zimmergenossen, den Stillen und den Türken, dass sie zu laut schnarchten, in der Nacht. Und ob nicht ein anderes Zimmer frei wäre. Und sie fanden eines. Direkt neben dem Stationszimmer, mit Guckloch, das täte ihnen leid, ich solle mich nicht beobachtet fühlen, aber mit mir im Zimmer sei ein Selbstmordgefährdeter, auf den man Tag und Nacht ein Auge werfen müsse. Aber er sei in meinem Alter. Toll!

Auf dem Weg dorthin, eine Krankenschwester half mir meine Tasche zu tragen, dachte ich an Anna. Es war ein Vergnügen, an sie zu denken. Ich konnte es jederzeit tun. Überhaupt, ich habe mein Denken voll im Griff. Ich denke wie ein Handwerker arbeitet. Ich dachte also wieder an sie. An das, was ich mit ihr erlebt hatte, draußen, im Park, und dass sie sicher Lust hätte, wieder hinauszugehen, mit mir. Heute Abend vielleicht schon.

Mein Gott! Sie ist eine Frau. Sie ist wunderschön. Und eine Frau. Was gibt es anderes als Frauen?! Was besseres, größeres, vollkommeneres??! Die Lautstärke einer Frau – und damit meine ich nicht die Lautstärke beim Sprechen – die Lautstärke einer Frau ist einfach viel leiser als die männliche. Sie sind einfach größer. Als wir. Besser. Ich liebe sie.

Ich liebe sie von ganzem Herzen. Alle. Die Schönen. Die Wunderschönen.

„Hier ist Ihr Zimmer." Die kleine Krankenschwester mit dem eng zusammenstehenden Augen und dem kurzen Blick zeigte auf eine weiße Tür.

„Gut. Danke. Ich bin Ihnen dankbar, weil ich jetzt wieder schlafen kann."

„War es so schlimm?", fragte sie mit leiser Stimme.

„Ja. Ich glaubte nicht, dass Menschen solche Geräusche machen könnten, in der Nacht. Ich glaubte oft nicht, dass sie es waren. Es war schrecklich." Ich sah sie mit schmerzvollem Blick an.

„Warum haben Sie nichts früher gesagt!?"

„Ich weiß nicht. Es war mir egal."

„Jetzt...", sagte sie, „...haben Sie einen Bettnachbarn in ihrem Alter!" Ich dachte an Annas Gesicht. Gerade war es mir gelungen, ihr Gesicht völlig im Geiste herzustellen.

„Jetzt... ja... ja", verhaspelte ich mich und lächelte sie freundlich an. Und als sie mir die Tür zu meinem neuen Gemach öffnete, dachte ich, warum kannst du nicht auch so jemanden lieben. Warum müssen sie immer schön sein.

Ich betrat den Raum, und während die kleine Schwester mit dem kleinen Gesicht mir das Bett zurechtmachte, sah ich vorsichtig zu dem breiten Körper hinüber, der auf dem Krankenbett in Jeans und T-Shirt mit dem Gesicht zur Wand, den Kopf auf den angewinkelten Arm gestützt, dalag und irgendetwas las. Nichts Besonderes. Sah aus wie eine Bravo oder so. Von wegen mein Alter. Der war bestimmt fünf Jahre jünger als ich.

„Herr Pregel, hier ist Ihr neuer Zimmergenosse!", sagte die

Krankenschwester in jenem aufmunternden Tonfall, der über Leichen zu gehen scheint. Der dicke Körper wälzte sich von der Wandseite zu mir hinüber, er sah mich jetzt an und sagte:

„Hallo." Sagte es mit eigentlich relativ freundlichem Ausdruck. Jedoch mit irgendeinem Schimmer von... von Enttäuschung, Ironie... ich weiß nicht.

„Hallo", grüßte ich zurück und versuchte mein bestes Lächeln. Ich dachte, ein Selbstmörder in diesem Alter. Das ist ja schon etwas Besonderes. Na ja. Mal sehen...

– Schon wieder Anna –

Ich verteilte meine Sachen auf dem vierrädrigen Beistelltischchen. Viel war es nicht. Aber die paar Dinge und die Art, wie ich sie positionierte, gaben mir wieder ein wenig Gefühl von Eigentum zurück. Ich müsste es nur schaffen, Anna in dieses Café mitzunehmen. Das an der Ecke. Mariandl hieß es, glaub ich. Ein hoher Raum. Wiener Caféhausstil. Und wenn ich sie da hätte, und wir beide würden unseren Kaffee umrühren und hinaussehen, auf die Fassade der alten, kleinen Universitätsbibliothek, und die Kellner würden vorbeihuschen und ich würde meinen Ellenbogen auf dem kleinen, quadratischen und stilvollen Tischchen aufstützen und sie ansehen und ihr die Welt erklären...

Mein Zimmergenosse lag immer noch still auf seinem Bett, und das Umblättern der dünnen, billigen Illustriertenblätter unterbrach hin und wieder die angespannte Ruhe zwischen uns. Ich wollte aber nicht reden. Er wollte es wahrscheinlich auch nicht. Was war also schlecht daran zu schweigen! Mein Lieblingsphilosoph, Wittgenstein, hat ein ganzes Buch über das Schweigen geschrieben. Er zählt auf, worüber man reden könne, und der Rest, über den sollte man schweigen.

Durch die Luke in der Wand beobachtete ich, wie sich die Krankenschwestern miteinander unterhielten, man hörte keinen Ton, sah nur ihre bewegten Gesichter und das Spiel der Lippen – das grausame Spiel der Lippen, dachte ich. Schließlich konnte man Lippen zu allem missbrauchen, was einem einfiel. Alles geht von unseren Lippen aus, den Worten, die wir sie sagen lassen. Dieses kleine verdammte Loch. Für immer verschlossen sollte es bleiben. Zum Glück sahen die Krankenschwestern nicht her. Ich dachte schon, ich würde jetzt unentwegt beobachtet. Ich zog meine Schuhe aus, atmete laut auf und legte mich aufs Bett. Drehte mich von ihm weg. Nichts ist anstrengender als Schweigen. Reden ein Kinderspiel.

Ich sah zum Fenster hin. Eine neue Aussicht. Der Eingangsschacht zu einer U-Bahn-Station. Und Menschen, die hervorkamen und andere, die verschwanden. Bald schon würde ich dasselbe tun, mit ihnen, und wieder mitfahren, in ihren U-Bahnen, Bussen und Zügen. Würde ihre Trottoirs benutzen, ihre Ampeln beachten, ihre Schilder lesen, ihre Sprache sprechen. Mit einem Mal wurde mir bewusst, was ich den Leuten um mich herum, meinen Eltern und Freunden, in letzter Zeit angetan hatte. Dass ich sie gejagt hatte, bis an die Grenzen ihrer Vernunft. Durch meine Verzweiflung, mein Fragen nach Antwort, dieses Flehen, um Erklärung. Das sie irgendwann selbst wahnsinnig machte. Denn nie wussten sie Antwort. Und ich pochte auf Antwort Hätte ihnen geglaubt. Und irgendwann merkte ich, dass sie selber an nichts glauben, im Grunde. Wenn es an den Grund ging. An den Rand, den Rand der Verzweiflung und des menschlichen Verstandes. So weit waren sie eben nie gegangen, hatten sich immer davor gedrückt, das zu denken oder zu erleben, was ich tat. So allumfassend zu verzweifeln.

Wie ich.

Kann ich es ihnen übel nehmen?

Ja. Ich kann.

Sie konnten mir nicht weiterhelfen, mir nicht das Geringste darüber berichten, was die Welt im Innersten zusammenhält, weswegen sie da sind, was ich also tun müsste, wofür ich da sei. Aber trotzdem. Es tat mir leid, dass ich sie soweit gepuscht hatte, bis sie selber weinen mussten.

Ich sollte diesen Platz so schnell wie möglich verlassen, dachte ich, dieses Zimmer, diesen friedlich vor sich hin köchelnden Vorhof der Hölle. Ihm würde es nichts ausmachen, dessen war ich mir sicher. Er lebte hier, gedieh und ging zugleich kaputt.

Als die Zimmertür hinter mir ins Schloss fiel, atmete ich auf, wusste aber nicht wohin.

Sie finden. Ganz einfach.

Es gab sowieso nichts anderes mehr für mich. Seitdem ich mit ihr diesen Tanz vor dem Pförtner aufgeführt hatte und sie sich bei mir eingehängt hatte. So komplett hatte ich mich mit ihr gefühlt. So vollkommen fertiggestellt. Zu zweit. Zu einem.

Ich musste erfahren, wie sie über mich dachte. Ich musste sie finden. Irgendwo hier war sie. Wenn nicht in dieser Station, dann in dieser Klinik.

Einer Nervenklinik!

Verrückt – Ich sah in ihr Zimmer hinein. Nein. Ich ging alle Räume unserer Station ab. Auch nicht. Und als ich unsere Station verließ, war ich fest entschlossen, dass es ab sofort nur noch sie geben würde und nichts sonst. Alle Räume, die es in meinem Kopf gab, waren jetzt für sie reserviert. Sie müsste sich überall zuhause fühlen. Und ich müsste dafür sorgen, dass sie ständig überall zu Gast war. Überall wohnte. In meinem gesamten Kopf.

Anna.

Als ich an einer großen Sitzcouch innerhalb der Tagesklinik vorbeikam – die Tagesklinik ist jener Bereich, den Patienten von außerhalb tagsüber für ein paar Stunden besuchen und dann wieder nachhause gehen, diese unendlich Glücklichen – da hörte ich hinter mir eine ruhige, gemäßigte Stimme sagen:

„Wen suchst du denn?"

Die Stimme war so gelassen, dass es gar nicht nach einer Frage klang, eher nach einem verhaltenen Hallo.

„Ich suche niemand." Ich drehte mich um und sah ihn. In die Couch versunken, bereits ihre Form übernommen, saß, oder besser lag da ein Kerl in etwa meinem Alter. Er hatte ein wollenes kariertes Hemd an, aus dem ein großer, bleicher, aber schön anzusehender Kopf hervorsah.

„Woher weißt du, dass ich jemand suche?!", korrigierte ich mich und trat näher zu ihm hin. Er bewegte sich keinen Zentimeter. Blieb weiter hängen. In der Couch. Und er sah mich mit seinen großen blauen Augen an.

„Du rennst so", erklärte er und sah mich fassungslos an dabei.

„Ich liebe es zu rennen." Ich setzte mich. Man konnte ihm eine solche Antwort geben. Das sah ich ihm an. Er lechzte regelrecht danach. Nach seltsamen Antworten, nach Verallgemeinerungen.

„Ich liebe das nicht", sagte er ohne irgendeine Regung. „Du bist Patient", konstatierte er, lächelte dann und meinte: „Ich sah dich letzte Woche schon hier. Denkst du daran, dich umzubringen?"

Ich stockte, zog meine Hände in den Schoß und grinste ihn an. „Nein."

„Das glaube ich dir nicht", erwiderte er. „Ich denke andauernd daran." Das Wort hallte nach in mir, An Dau Ernd. Es klang wie eine Liebeserklärung, wie eine Ode.

Ich sah ihn an und bewunderte ihn, wie er so zu Boden sah. Ein Bild von Traurigkeit. Schönheit und Traurigkeit. Ich hatte nicht das Gefühl, er würde verzweifeln. Darunter leiden, hier zu sein, in einer Psychiatrie. Eher schien die Psychiatrie erbaut zu sein, für ihn. Für seine Majestät. Ich fühlte mich wohl neben ihm und schwieg einfach. Was ihm sichtbar zusagte. Ein junger, dynamischer Arzt eilte an uns vorbei und sah uns für einen Moment unsicher an. Als wären wir eine Art Bedrohung. Für was und wen auch immer.

Nach einer längeren und sehr angenehmen Zeit des Schweigens meinte er:

„Kennst du Blue Hotel?"

„Welches Blue Hotel?", fragte ich.

„Chris Isaac. Blue Hotel. Das Lied."

„Aaah ja. Ich kenn's. Ja, ich kenn's."

Ich fühlte mich irgendwie minderwertig neben ihm, so wie er sprach und agierte.

Ohne Emotion,

„Habt ihr einen CD-Spieler? Auf Station?"

„Ähm, ja, ich denke, ich glaube, ja. Ja, da ist einer." Ich dachte an Anna. Und ich dachte, dass dieser Kerl mein Freund sein könnte. Ich weiß nicht warum.

„Ich hab das Lied. Auf CD", sagte er. „Hören wir's an?"

„Ja. O.k. Ja."

Er stützte seine langen Arme auf die Polster der Couch und

hievte sich betulich in die Höhe. Er hatte tief eingesunkene Schultern, wie ich nun sah. Sein Kopf hing träge daran. Aber er sah irgendwie ästhetisch aus, als Typ, als Prototyp eines... das gelockte Haar. Vielleicht war er ja Jude. Das wäre die Erfüllung für mich gewesen! Ich folgte ihm, hatte aber gleichzeitig die Befürchtung, Anna könnte mir begegnen, mir und ihm, also uns. Und das hätte irgendwie nicht gepasst.

Mein neuer Freund schlurfte unwissend neben mir her. Er war froh, denke ich, jetzt gleich sein Lied hören zu können. Mit meiner Hilfe. Auf meiner Station. Blue. Hotel. On an lonely highway.

Mit einem Mal standen wir in seinem Zimmer. Sah nicht wie ein Krankenzimmer aus. Eher wie bei ihm daheim. Ganz privat alles. Sogar ein Poster hatte er aufgehängt.

„Das is es“, sagte er nicht ohne Stolz.

„Ja?“, erwiderte ich.

„Das ist mein Zimmer.“

„Blue Hotel“, entgegnete ich und war froh, endlich auch mal was Souveränes von mir gegeben zu haben. „Ja“, erwiderte er verständnisvoll. „Warte, ich hab die CD hier irgendwo.“ Er durchwühlte das Durcheinander auf seiner Schrankablage - langsam, versteht sich – und fand seine CD.

„Gehen wir?“, fragte er, als handle es sich um eine verdammt wichtige Mission. „O.k.“ Jetzt war ich auch schon aufgeregt. Wegen des Liedes. Auf meiner Station dann war mir unbehaglich. Dieser fremde Gast, den ich da mitbrachte, die Tatsache, dass ich mit ihm gleich vor aller Augen – der CD-Spieler stand mitten im Aufenthaltsraum – Musik hören würde, und ich wusste nicht, wie laut er sein Blue Hotel haben wollte...

Und wirklich, die Anderen starrten uns an. Das Stationspersonal würde wahrscheinlich abermals die Bestätigung erhalten, dass ich einen an der Waffel hatte.

Wir waren im Aufenthaltsraum, und um uns herum schwiegen sie. Sie beäugten den Fremden und musterten jede meiner Bewegungen. Tolle Atmosphäre für ein Lied! Ich wollte meinem Begleiter schon sagen, der CD-Spieler sei kaputt, wir müssten die ganze Sache verschieben, auf übermorgen, auf das drittnächste Leben. Und dabei fiel mir auf, dass ich fühlte, empfand, dass ich etwas empfand. Scham. Ich empfand Scham. Und vieles andere.

Wie betäubte Lippen nach einer Spritze beim Zahnarzt, so war ich die letzten Monate durch die Gegend gelaufen. Nichts empfindend. Nichts berührend. Sah noch aus wie ein Mensch, war aber keiner mehr.

Er hatte mir die CD gegeben. Die Ausführung der musikalischen Aufführung oblag jetzt mir. Ich fühlte ich mich wie sein Vasall. Lächerlich. Die Plastikhülle der CD war wie neu. Als hätte man sie eben aus der Verpackung gepellt. Ich öffnete sie bedächtig, mit sanftem Druck. Mein Gebieter hatte längst die Form des Sofas angenommen und stierte ins Nichts hinein. Ich sah mich noch einmal um, ob ich es auch wirklich wagen könnte und drückte dann Power. Und dann Open Disc. Die Klappe öffnete sich und die Hartplastikzunge des CD-Schlittens schob sich hervor. Ein geiler Moment. Dieses lautlose Herausgleiten einer Geräte-Innerei. Ein Augenblick des Zusehens, des Nichtstunmüssens.

Ein Funke Ewigkeit.

Ein sphärischer Akkord,

und dann:

Blue Hotel, on a lonely highway,
Blue Hotel, life don't work out my way.
Blue Hotel, on a lonely highway,
Blue Hotel, life don't work out my way.
I wait alone each lonely night.
Blue Hotel
Blue Hotel
Blue Hotel, every room is lonely,
Blue Hotel, I was waiting only.
The night is like her lonely dream.
Blue Hotel
Blue Hotel
Blue Hotel, on a lonely highway,
Blue Hotel, life don't work out my way.
I wait alone each lonely night.
Blue Hotel
Blue Hotel

VI.

Der Tag war noch lange nicht vorbei. Nachdem meine neue Bekanntschaft wieder in die eigene Station entschwunden war, dachte ich darüber nach, wie ich die laue Sommerabendnacht, die gerade begann, mit Anna verquicken konnte. Ich musste sie wieder nach draußen locken, das war klar. Der Tag heute war verdammt schön, heiß und alles, und der Abend würde es auch werden. So, dass man mit T-Shirt rumlaufen konnte. Doktor Fink hatte mir Ausgangserlaubnis gegeben, er fand meine Idee sogar gut, heute Abend noch ein bisschen durch die Stadt zu flanieren.

Mit Anna. – Nein. Das hatte ich ihm nicht erzählt. Ich schämte mich irgendwie dafür. Ich. In der Klinik. Er behandelt mich. Er Arzt. Notlage. Und ich verliebe mich Hals über Kopf. Das war unmoralisch, irgendwie, und ich wollte ihm nichts davon erzählen. Ach ja, und er hatte mir die ganze nächste Woche Ausgang verschrieben. Meinte, ich müsse jetzt öfters nach draußen. Bei mir tue sich was. Ich wagte ihn noch nicht zu fragen, ob das Ende meines Klinikaufenthalts in irgendeiner Weise absehbar wäre. Das würde ich nächstes Mal ansprechen. Ich glaube sogar, er erwartete es.

Ich ging Richtung Annas Zimmer. Daran vorbei. Hineinzusehen wäre ein kapitaler Fehler. Ein Eingeständnis. Meiner Begierden. Also verließ ich die Station, und zufällig begegnete ich meinem ehemaligen türkischen Zimmergenossen, der umringt war von seiner Familie, einer richtig türkischen Familie, mit Kopftuch, kleinen Kindern, großen Kleidergrößen. Und er lächelte mich an, als er die Treppen hinauf an mir vorbeiging.

„Mein Familie. Macht Besuch.“

Er war überglücklich, denke ich. Irgendwas war aber befremdlich für mich. Ja, jetzt weiß ich es. Ausländer. Ausländer und psychische Krankheit. Das passte irgendwie nicht zusammen. Warum, weiß ich nicht. Es passte einfach nicht. Deutsche und psychische Krankheit. Eine Selbstverständlichkeit. Fast Notwendigkeit. Aber Türken?! Italiener??! Brasilianer???! Niemals.

Ich lächelte zurück, und der Rest seiner Familie passierte mich mit deutlich skeptischer und ablehnender Haltung. Das tat mir kurz weh, war mir aber gleich wieder scheißegal. Wegen Anna. Die ja irgendwo sein musste, schließlich. Sie konnte ja nicht einfach so aus der Welt sein.

Durch ein Fenster sah ich, wie es zu dämmern begann, ganz unmerklich. Wie das Überblau des heutigen Tages langsam verblasste. Ich spürte die Straße förmlich. Die Sommerabendduftstraße. Und die absolute Notwendigkeit, sie so schnell als nur möglich zu erreichen. Wenn nötig sogar ohne Anna. Soweit war ich schon. Ja. Es war nicht so, dass mein besserer Zustand von ihr abhängig gewesen wäre. Ich konnte alles alleine sein. Dazu war ich fähig. Von jeher. Jemand anderen brauchte ich nicht. Noch nie. Aber Anna. Ich muss zugeben. Sie war einfach... vollkommen. Na ja. Vollkommen und schön. Wunderschön. Vollkommen schön. Und. Und noch etwas anderes. Ja.

Und ich fand sie. Sie saß im Klinikbistro. Auf einem dieser hässlichen, weißen Plastikgartenstühle. Ich näherte mich ihr von hinten an. Musste auf den lichten Flaum ihrer Nackenhaare starren, sie hatte sich die Haare hochgesteckt.

Jetzt kam es darauf an, möglichst natürlich zu sein. Wie die Natur selbst. Ohne Absicht. Ohne Bemühen. Wie ein

Baumstumpf oder so.

„Ach Anna, das gibt's ja nicht. Was machst du denn hier?!" Völlig unnatürlich, ich weiß. Es klang total gezwungen.

„Hey!" Sie lachte ein sehr verwegenes Lächeln. Ich konnte nicht genau sagen, was es bedeuten sollte. Als wüsste sie, dass ich sie seit einer Stunde gesucht hatte und wüsste, dass jegliches Erstaunen, sie hier aufzufinden, Lüge sei.

„Ich wartete schon auf dich", meinte sie, während ich mich zu ihr setzte. „Den ganzen Nachmittag."

„Ich hatte ein gutes Gespräch", sagte ich.

„Ja?!", erwiderte sie. „Mit wem?!!" Ich vernahm Eifersucht.

„Mit meinem Psychiater."

„Ach so. Mit deinem Psychiater", sagte sie.

„Warum?", fragte ich. „Mit wem dachtest du?!"

„Ich dachte mit dem Typ."

„Welchem Typ?"

„Na mit dem du heute Nachmittag so geschäftig durch die Gänge geschlürft bist."

„Ach der", sagte ich bedeutungslos.

„Ich habe euch gesehen", betonte sie, als müsste ich mich schämen, dafür.

„'N ganz netter Typ", sagte ich.

„Glaub ich dir. Sah ja auch ganz nett aus." Ich glaube, sie war wirklich eifersüchtig.

„Wir hörten uns ein Lied an", erklärte ich verteidigend.

„Ein Lied."

„Ja. Er hatte eine CD und wollte unbedingt ein Lied davon hören."

„Du wolltest mir doch von deinem Psychiater erzählen, von euerer Unterhaltung, oder nicht!!?“

„Von... von... ja, ach so.“

„Und!!“, insistierte sie.

„Na ja. Mir ist einfach einiges aufgegangen. Während unseres Gesprächs. Heute Nachmittag.“

Anna hatte sich jetzt leicht von mir weggedreht und sah angestrengt aus dem Fenster in den Innenhof hinaus. Ich konnte sie ansehen. Sie hatte ein leichtes Strickjäckchen an. Walnussfarben. Ganz zugeknöpft – In der Klinik war es immer kühler als draußen. Alles war klimatisiert – eine dunkelblaue, klassische Five-Pockets-Jeans lag eng an ihren Lenden an. Meine Pupillen hatten ein kurzes Nachuntenzucken gewagt.

Anna trug immer einfache und klassische Kleidung, die an ihrem Körper jedoch völlig tadellos aussah. Wie hingegossen. Draufgenäht. Meine Pupillen zuckten abermals. Nach unten.

„Mir geht gar nichts auf!“, sagte sie trotzig.

Ich fühlte, als hätte ich mit der Aussage, dass mir einiges aufgegangen sei in letzter Zeit, gegen eine unausgesprochene Abmachung verstoßen. Also entschied ich mich, Anna nichts mehr davon wissen zu lassen und einen gewissen Eindruck innerer Verzweiflung aufrechtzuerhalten.

„Ich kann mir auch nicht vorstellen, dass mir jemals irgendetwas aufgehen wird“, fügte sie hinzu, stand abrupt auf und starrte mich an. „Ich weiß nur, dass ich mich bei dir wohl fühle, sehr wohl.“ Ihr Geständnis kam so unerwartet, dass ich wegsehen musste, zu Boden, aus Scham.

Ich drehte mich ein wenig von ihr weg und sagte dann:

„Schau mal raus! Zum Fenster."

Sie wandte sich zögerlich von mir ab und sah zu der großen Fensterfront des Klinikbistros.

„Ja. Es wird Nacht", sagte sie. „Und!?"

„Da fragst du noch?! Wir müssen raus. Erleben, wie es Nacht wird. Heute, das wird wahrscheinlich die wärmste Sommernacht des Jahres."

Anna senkte leicht ihren Kopf, riss die Augen weit auf und sah mich unsicher an.

„Wenn du nicht mitgehst, gehe ich alleine", sagte ich.

„Ich will doch mit. Ich weiß nur nicht, ob mir nicht doch zu kalt sein wird, und wenn ja, dann weiß ich nicht, was ich anziehen soll."

„Anna. Bitte."

„Du findest mich lächerlich, stimmt's."

„Ich finde dich schön wie du bist, sogar...

„Ich will es nicht wissen. Komm. Wir gehen. Es wird mich schon nicht frieren."

„Es wird dich schon nicht frieren." Ich wiederholte sie leise, wie in Trance. Als wir die große Eingangstüre aufstießen, kam uns eine Wand dicker, warmer Luft entgegen. Ich lächelte Anna an. Sie lächelte auch.

„Ins Café?!", fragte ich.

„Zuerst ein bisschen in die Straßen", entgegnete sie.

Wir gingen durch das sonst belebte Einfahrtsrondell der Klinik, das jetzt völlig verlassen und menschenleer war und rochen die Luft, die unsere nackten Arme leicht umspülte. Anna hatte die Ärmel ihres Strickjäckchens nach oben gekrempelt, und ich glaube, sie war erstaunt darüber, wie warm es jetzt noch war. Als wir das Klinikareal verlassen hatten, das wegen seiner Leere unsinnig und fast romantisch erschien, sahen wir, dass auf den Gehsteigen noch Leben war. Ein Leben, das nichts von dem kannte, wo wir gerade herkamen. Ein warmes, naives und glückliches Leben. Pärchen waren unterwegs. Junge Menschen. Man hörte ihre Stimmen in der klaren Luft schallen, und die Autos, die sonst um diese Zeit noch zahlreich die Straßen belebten, schienen alle an den Rand gefahren zu sein, den Motor ausgestellt zu haben, das Fenster heruntergekurbelt... halt halt halt, jetzt wird's aber kitschig. Aber in der Tat, es war so. Eine kitschige Sommernacht gibt es, im Jahr. Und die trieft regelrecht. Von was auch immer.

Ich sah zum Himmel. Ein dünn geschliffener Mond hing schepps in seiner Halterung, als würde er jeden Moment wegrutschen. Er musste gerade aufgetaucht sein. War noch ganz zart. Die Dunkelheit noch nicht groß genug, um ihn herum. Aber die Dämmerung war im Gange. Und der Himmel verlor bereits seine Farbe. Kurz bevor es dunkel wird, wird der Himmel blass, farblos.

„Geh nicht so schnell!“, unterbrach Anna meine Andacht.

„Das kannst du mir nicht verbieten.“

„O doch. Weil du mit mir zusammen unterwegs bist. Du bist nicht allein.“

Ich verlangsamte ein bisschen, fragte mich, was ich überhaupt suchte, hier, neben ihr, und fühlte mich plötzlich deplaziert, neben ihr, in dieser Stadt, auf diesem Planeten. Ich glaube, ich war verdammt stark wieder, an jenem Abend. Ich wollte nicht nur gehen, flugs, ich wollte rennen, fliegen. Ich fühlte, wie ich mich mit der anbrechenden lauen Sommernacht verband, ihr Komplize wurde, und Anna einfach nur bemüht war, mit unserer Komplizenschaft mitzuhalten.

„Was ist los mit dir?“, fragte Anna.

„Mit mir? Gar nichts.“

„Doch. Das merke ich doch! Ich kenne dich gar nicht mehr!“

„Heißt das etwa, du magst mich gar nicht mehr?“

Sie lief schweigend neben mir her, gab mir dann mit ihrem Ellebogen einen leichten Stoß und sagte: „Im Gegenteil, ich mag dich sehr so. So aufgeregt. Und anstrengend.“

Die Straßenlaternen gaben ihr weißes Licht ab, und die Stellen, an denen keine beleuchteten Schaufenster oder Leuchtreklamen waren, wirkten unheimlich auf mich, deutlicher als das Licht, klarer. Und sie inspirierten mich. Die dunklen Abschnitte der Gehsteige. Sie machten mich kribblig. Ein wenig. In der Nacht gilt doch nur das Angestrahlte, das Erhellte, und die Dunkelheit wird schlichtweg übersehen.

Ja klar, weil sie dunkel ist. Unsichtbar. Aber dieser Kampf gegen die Dunkelheit. Dieser ausweglose. Er war einfach... einfach unromantisch.

„Ich will überhaupt nicht wissen, wo wir hingehen“, flüsterte Anna mir zu.

„Ich weiß es auch nicht“, gestand ich. Aber eigentlich hatte ich ein klares Ziel. Das Café. Am Beethovenplatz. Das ich entdeckt hatte.

„Und du meinst, dass ich anstrengend bin??!“, fragte ich sie.

„Wie?!“

„Du sagtest vorher, dass ich anstrengend wäre.“ Wir standen an einer Ampel und warteten, dass es grün wurde. Anna antwortete nichts, starrte nur auf das rote Ampelmännchen, und als es übersprang, sagte sie:

„Du warst vorher ruhiger. Einfacher.“

„So. Und das hat dir besser gefallen. Gib’s zu. Komm!“

Sie gab mir wieder diesen leichten Hieb und sagte gar nichts darauf. Ich dachte, dass sie das Beste wäre, mit dem man jetzt, an diesem heutigen Abend, in einer Millionenstadt, wo dort auch immer, unterwegs sein konnte.

„Anna?“

„Ja? Was ist?“

„Ach nichts.“

„Jetzt sag’s doch!“

„Was denn?“

„Was du sagen wolltest!“

„Ich?“

„Ja du. Du wolltest doch gerade etwas sagen!!?“

„Nö. Was denn?

„Das weiß ich doch nicht! Du wolltest es doch sagen“, meinte Anna.

„Ich wollte nichts Bestimmtes sagen. Bloß vielleicht, dass wir uns wiedersehen sollten, wenn wir das alles hinter uns haben. Wenn wir da wieder draußen sind. In ein paar Wochen.“

„Nur wiedersehen?“, fragte Anna.

„Ja warum?!“, fragte ich. Was hatte sie dagegen, mich wiederzusehen?!

Die Nacht war jetzt voll da. Plötzlich wurde mir klar, dass keiner den Übergang bemerkt hatte, wahrscheinlich, hier, in einer Stadt von anderthalb Millionen Menschen. Dass ich wahrscheinlich der Einzige war.

„Der einzige Idiot..."

„Was hast du gesagt?", fragte Anna.

„Dass ich der einzige Idiot bin. In dieser Stadt. Höchstwahrscheinlich."

Ich sah in den Himmel. Wir gingen gerade über den weiten Platz eines Busbahnhofs. Keine Lichter. Man konnte den Himmel sehen. Viele kleine weiße Sonnen im schwarzen Firmament.

„Wir sind doch viel besser als die andern", sagte Anna plötzlich leise. „Wir werden zwar so bezeichnet, als Idioten, als Irre, aber wir sind doch viel besser als die, die uns bezeichnen."

„Als die Bezeichner. Das gefällt mir. Ja. Die Bezeichner. Das sind die, die das Sagen haben", fügte ich hinzu.

Anna sah mich an, wie sie neben mir herging. Ich erkannte es am Rande meines Sichtfeldes. Aber ich wollte nicht zu ihr hinübersehen. Vielleicht war es nur ein ganz normaler Blick, und wenn ich sie dann ansehen würde, bedeutungsvoll, das wäre peinlich. Nachdem ich eine ganze Weile standhaft geblieben war, schaute sie wieder weg.

„Ich will mich irgendwo hinsetzen", sagte sie.

„Lass uns doch in dieses eine Café gehen. Ich weiß, wie wir dahin kommen!"

Nein." Sie klang fast beleidigt.

Da!", sagte sie und zeigte auf eines der gut zwanzig Haltestellenhäuschen des Busbahnhofs. „Da ist eine Bank."
Wir saßen also und das Ganze erschien mir wie eine Sünde, wie Verschwendung. In dieser perfekten Nacht, in der man niemals müde werde könnte, sondern so wach war, als

beginne jetzt erst der Tag, dass man in einer solchen Nacht mit einem solchen Mädchen auf der schäbigen Bank eines öden Busbahnhofes sitzen musste und vor allem, dass keiner der beiden Anwesenden vom andern Gebrauch machen konnte, dass wir uns nicht lieben konnten. Als säße man vor einem meterhohen Stapel von Geldscheinen und hätte nun die Aufgabe, alle Stapel durchzuzählen, die ganze Nacht hindurch, um am nächsten Morgen das Geld abzugeben. Abgezählt – obwohl... obwohl man es nicht unbedingt abgeben musste, dachte ich. Man war lediglich verpflichtet dazu. Das war alles. Ich wagte einen Blick zu ihr.

„Gefällt es dir hier nicht!?“, fragte sie. „Gib’s zu. Du willst in dein Café. Mich vorführen.“

„Dich vorführen??!“

„Ach!“, seufzte sie.

Ich schwieg.

„Nein. Ich meine es nicht so“, sagte sie nach einer Weile.

„Ich auch nicht.“ Ich wusste nicht, was ich redete. Ich wollte ein Gespräch mit ihr anfangen, das wirklich interessant war. Mit dem ich sie begeistern konnte.

„Glaubst du eigentlich, die Psychologie kann...“

„Sei bitte mal still“, unterbrach sie mich. Aber nicht schroff. Sie hauchte es. Sie sang. „Ich will das hier genießen. Die Stille. Den leeren Busbahnhof. Die Wärme. Und dich. Das alles in der Verbindung mit dir.“

Ja, ich war baff. Dass sie alles in Verbindung setzen wollte, mit mir. Sich einprägen wollte. Natürlich schwieg ich. Ich betrachtete die Umgebung. Die ovalen Asphaltinseln der einzelnen Haltestellen. Jeder fuhr woanders hin. Jeder Bus. Und wozu? Nein, niedergeschlagen war ich nicht. Ich musste nur etwas finden, an diesem Busbahnhof, dass man mit mir in Verbindung bringen konnte. Aber da war nichts. Außer einer Asphaltfläche, die an einigen Stellen ausgebessert war, mit neuem noch dunklem Teer bestrichen. Der Rest des Asphalts grau. Und glatt. Die kleinen Häuschen der einzelnen Haltestellen waren wahrscheinlich noch aus den Siebzigern. Betont rund. Verspielt. Eine Architektur, die heute keine Chance mehr hätte. Eine leichte Brise wehte an uns vorbei, warm. Ich musste mich darauf konzentrieren, dass sie neben mir saß. Es gedanklich voll auskosten. Ihre Anwesenheit. Und ich hatte das Gefühl, der große Platz würde immer stiller, immer leerer.

„Jetzt kannst du wieder etwas sagen“, sagte Anna.

„Jetzt weiß ich nichts mehr.“

„Schade!“

Ich dachte nach. „Hast du eigentlich gemerkt“, fragte ich sie dann, „wie es dunkel wurde, heute Abend?“

„Nö.“

„Ich habe genau aufgepasst. Auf die entscheidenden Momente. Denn es gibt Minuten, in denen die Dunkelheit besonders schnell zunimmt.“

„Ja?“, fragte sie.

„Ja. Die darfst du unter keinen Umständen verpassen.“ Ich sah ihr ins Gesicht. „Dann ergreifst du sie vielleicht!“

„Wen?“, fragte sie.

„Die Dunkelheit und ihre Eigenart. Ihre Art. Wie sie ist. Denn wenn es dunkel ist, kann man es nicht mehr beurteilen. Dann ist es zu spät.“

Anna erfasste mit ihrer linken Hand behutsam meine rechte. Die zusammengeballt war. Streifte sanft über die kleinen Erhebungen meiner Fingerknöchel.

„Ich will dich küssen“, sagte sie. „Aber erst, wenn wir im Café sind.“

Ich spürte nichts als ihre Hand, diesen perfekten Druck. Den genau richtigen. Den Druck, dessen Stärke exakt meiner Art und Natur entsprach.

„Komm, lass uns aufbrechen“, meinte sie.

„O.k.“, entgegnete ich, wie ein höriges Hündchen.

Sie ließ meine Hand jetzt nicht mehr los, und so gingen wir zusammen im Zeitlupentempo über den großen leeren Platz des Busbahnhofs. Dann kamen wir wieder auf die belebten Plätze. Plötzliche Geräusche, Irritationen von Licht, grelles Hell. Und alles blickte auf uns. Die ganze Stadt. Die ganze Stadt fand heraus, dass wir ein neues Pärchen waren, in diesem Augenblick, geboren. Sie sahen her, alle. Ich irre mich nicht. Alle sahen uns an. Und wir waren vollkommen. Fuck it. Yes!

Warum hatte sie mich nicht dort geküsst?! Im Halbdunkel des langweiligen Busbahnhofs. Den am nächsten Morgen Scharen von Menschen bevölkern würden, die rein gar nichts von unserem Kuss wussten, ja ahnten. Warum mussten wir erst in ein Café gehen? Wo Scharen von Menschen uns sofort beiwohnen konnten, bei jeglicher Bewegung unseres Kopfes. Küssenden Kopfes. Küssen. Hatte ich recht gehört? Sie wollte mich küssen? Dieses Mädchen, dieses Model? Ich konnte nichts mehr sagen, wie wir so gingen. Jedes Wort wäre falsch gewesen. Ein Sakrileg.

Jetzt wollte ich alles wissen. Von ihr. Ich wollte sie ganz wissen. Das könnte ich ihr sagen: Ich will dich wissen. Ich will dich ganz wissen. Das könnte sie verstehen. Sie schon.

Ich sagte nichts.

Eines Tages würde ich es. Wissen.

Aber wenn sie es mir nicht mitteilte?!

Das glaube ich nicht!

Sie ist eine Mitteilende. Eine Mitteilerin.

Ich auf jeden Fall. Ich werde ihr alles, einfach alles mitteilen, von mir, was ich auch nur wüsste, einfach alles. Und dann, anschließend, würde ich sie auffordern, noch mehr herauszufinden, herauszuholen, aus mir.

In einer stillen Hofeinfahrt schlich eine Katze an einer niedrigen Mauer entlang. Sah uns und lockte. Berühr mich! Fass mich an! Streichle mich. Anna würde es tun. Und sie tat es auch. Und sie ließ mich los, dazu. Was mir wehtat. Wirklich weh. Scheiß Katze! Scheiß Vieh! Sie schnurrte, wendete sich unter ihren Händen, flirtete, mit ihr. Wenn sie schon für ein Tier mich losließ?

Ich liebe Katzen. Natürlich liebe ich Katzen. Aber diese hasste ich. Sie war hässlich, dumm und hinterfotzig. Eine Großstadtkatze. Sie musste es sein. Anna sah mich an, mit hellem, kindlichem Lächeln und erwartete eine Erwiderung. Also lächelte ich. Ich presste es heraus. Aber sie war nicht zufrieden, lächelte mich weiter an. Ich presste stärker. Und schließlich akzeptierte sie und sah wieder zu dem Viech hin, hingebungsvoll. Dann machte es einen Buckel, fauchte leicht und huschte davon. Anna blieb unten und lockte es. Sssssssssss. Und stand dann etwas enttäuscht auf. Ging auf mich zu, mit leicht gesenktem Kopf, demonstrativ geknickt, kokettierend. Sagend, ich müsste sie nun streicheln. Trösten. Weil sie jetzt die Katze war. Die bessere. Die viel bessere.

Das Café war bereits voll. Der schwere rote Samtvorhang hinter der Eingangstür schloss sich widerspenstig hinter uns. Drinnen. Über die Hälfte der Tische war bereits besetzt, und über die Hälfte der Cafégäste sah her, zu uns, nachdem wir eingetreten waren, und der Stoff des Vorhangs endlich stillstand. Ich sah mich um und wusste sofort, welcher Tisch der richtige war, für uns. Noch wichtiger als die Wahl des Cafés ist die Wahl des Sitzplatzes. In den besten Cafés gibt es die schlechtesten Plätze. Anna folgte mir nach. Sie vertraute mir, ohne es zu wissen. Sie wusste wahrscheinlich nicht mal, dass ich diesen Platz ausgewählt hatte. Am Rande der Hauptgruppe der Sitzenden. So, dass wir beide auf einer Sofabank sitzen und alles sehen konnten, die Sitzenden, die hell erleuchtete Bar mit den Farben der Spirituosen, den Gläserreihen, den Etiketten, den blankgescheuerten goldenen Zapfhähnen. Es war vollkommen. Auf der dunklen Steinplatte unseres kleinen Tischchens spiegelte sich die hohe Kassettendecke und die Metallleiste, die den Rand des kreisrunden Tischchens einfasste, glänzte matt. Ich entfernte zwei winzige Brotkrümel von unserer Tischplatte, und Anna grinste. Fand mich wahrscheinlich komisch, kauzig.

Ich mag es, wenn Frauen mich seltsam finden, und sah sie ahnungslos an, verwundert, warum sie lächelte.

„Da waren zwei Krümel“, verteidigte ich mich.

„Ich weiß!“

„Das geht nicht! Da können nicht einfach zwei Krümel den Tisch verschmutzen!“ Ich spielte, und sie bemerkte es, und es gefiel ihr. Ich hauchte auf die Tischplatte und rieb mit meinem Handballen darüber. „Ja, ich liebe es, wenn es perfekt ist!!“

„Du bist süß“, sagte Anna.

„Ich weiß“, entgegnete ich, und sie lachte.

„Ich kann alles sein, was du willst“, sagte ich.

Sie sah mich zweifelnd an. „Ich will aber nur das, was du bist."

„Ja, wenn ich das wüsste", sagte ich.

„Was?"

„Was ich bin."

„Jetzt hör auf, ich habe schon einiges gesehen von dir."

„Das freut mich aber." Ich spielte jetzt nicht mehr. „Das beruhigt mich aber."

Der Kellner kam an unseren Tisch und ich sah in seinem ersten Blick, dass er uns als Pärchen betrachtete, und das machte mich kribbelig. Wir bestellten und genossen es, wieder allein zu sein. Ohne Kellner. Er war eine Unterbrechung unserer Zeit gewesen. Und das war in diesem Moment unentschuldbar.

Eine kleine rosa Marmorputte lachte mich von der linken oberen Ecke des Cafés frivol an.

„Du musst mir sagen, wie ich bin", sagte ich zu Anna. „Sag du es mir!"

Sie lächelte mich an, dachte, es sei immer noch ein Spiel, und als ich ihr Lächeln unbeantwortet ließ, sah sie mit einem Mal ernst drein und meinte schließlich:

„Du bist wirklich ein Idiot, glaub ich."

„Ein Idiot. Aha."

„Ja, du bist wirklich einer. Sei mir nicht böse, aber du bist so süß, dass ich manchmal glaube, du bist gar nicht real, weißt du. Und ich möchte dich jetzt küssen."

Und sie küsste mich. Und ich küsste sie. Und wir küssten uns. Und nach dem Kuss entfernte sie sich so unendlich langsam von mir, dass ich für einen Moment das

Gleichgewicht zu verlieren glaubte, obwohl ich saß. Sie war so zart zu mir, in diesem Moment.

„So. Jetzt habe ich dich geküsst, und jetzt können wir weitermachen“, sagte sie entschlossen. Mit Weitermachen meinte sie weiterreden, uns unterhalten. Aber dieser seltsame Kommentar von ihr, ich weiß nicht, es klang wie Tagesordnungspunkt erledigt, was steht als nächstes an? Aber das meinte sie nicht damit. Nein, das meinte sie nicht. Sie wollte mir sagen, glaube ich, dass es eine absolute Notwendigkeit war, für sie, in diesem Moment, mich zu küssen. Eine Art Naturgesetz.

Ich betrachtete die alten, goldenen Kordeln der roten Samtvorhänge, die von der Decke hingen, die Verknüpfung der vielen kleinen Schnüre, die man immer noch sah, zu einem großen plumpen Knoten. Das Vorhangende lag am Boden auf, einem ausgetretenem Dielenboden – aber was rede ich jetzt von Vorhängen?! Die Vorhänge waren für mich in diesem Moment so ziemlich das Letzte, was jetzt von Bedeutung war. Ich sah sie nun mal. Das ist alles. Ich hatte Anna gerade eben geküsst, und mein Blick war gleich darauf auf diese goldene Kordel gefallen. That´s all.

Eigentlich wollte ich Anna jetzt fragen, was sie mit Idiot meinte, aber schließlich hatte sie mich ja gleich nach der Äußerung, dass ich ein Idiot sei, geküsst, und somit war es vielleicht besser, nicht nachzufragen, das Ganze auf sich beruhen zu lassen, zu schweigen, und somit zuzustimmen. Von mir aus. Unter diesen Umständen. Jaaaaa. Ich bin ein Idiot, ein Idiot. Ich wollte es herausschreien. Idiot.

Ich hatte Angst irgendetwas zu sagen. Womöglich etwas Falsches zu sagen. Mein Mund stand immer noch offen. Wie von einem dämlich dreinschauenden Fisch. Als ich es bemerkte, schloss ich ihn, räusperte mich und versuchte ernst auszusehen.

„Was ist los?!", bemerkte Anna.

„Nichts", antwortete ich. „Ich wollte... ich möchte nur fragen, ob wir das wiederholen könnten. Von vorhin."

„Später", erwiderte Anna ganz sachlich, und ihre Sachlichkeit machte das Ganze noch aufregender, unechter. Aber worüber konnte ich mich jetzt mit ihr unterhalten!? Alles wäre gelogen, jetzt, nach diesem Kuss.

Also konzentrierte ich mich auf das Geschehen im Raum. Die fantastische Tatsache, dass keiner der Cafégäste hersah, alle beschäftigt waren, redeten, tranken, zuhörten. Ich spürte jeden Gast einzeln, sah jeden, überblickte sie alle und liebte sie. Der Hall ihrer Worte drängte sich zu einer lauten Wolke zusammen, die permanent den Raum durchtränkte.

Die vielen Worte und Sätze bildeten ein einziges „Oaoaoaoa" Und wenn man das nun verstehen könnte, entziffern könnte, dieses einzige laute Großwort. Dann könnte man es in den Raum hineinschreien und alle würden gehorchen, verstummen und gehorchen.

Ich sah, wie die Kellner und Kellnerinnen immer verzweifelter wurden, eifriger und schneller und genervter, und wie keiner der Gäste das bemerkte, die jetzt noch zahlreicher als zuvor in den hohen Raum des Cafés hineindrängten und überall Platz nahmen, wo man siedeln konnte. In Großgruppen. In Kleingruppen. Als Pärchen. Und wie wir vorher noch eine Rarität waren, Anna und ich, so betrachtete uns nun niemand mehr. Wir wurden Teil dieses großen, bebenden Gesamtorganismus, der seine Eigenschaften, seine Feinheiten und Unterschiede verloren hatte und nun ohne Steuerung und ohne einen erkenntlichen Grund sich einfach nur selbst weiterproduzierte, hervorbrachte, um an Ende der Nacht auseinander zu fallen und einzelne Individuen, die nach kaltem Rauch und altem Bier stanken, auszuspucken und auf ihre weichen Matratzen und weißen Laken zu entlassen, um am nächsten Morgen... ja, was am nächsten Morgen, was??!

Für mich auf jeden Fall würden die nächsten Morgende wieder Morgende sein. Nicht mehr Abende, wie sie es bis vor kurzem waren. Ich wusste wieder, warum ich aufstehen würde,

werde,

könnte,

wollte.

Ich konnte mich nun wieder erinnern. Weshalb ich aufgestanden war. Die ersten Jahrzehnte meines Lebens. Und zwar gerne.

„Ich habe heute zwei Nonnen gesehen!", meinte Anna unvermittelt.

„Oh, heilige Nonnen", sagte ich scherzhaft.

Anna, der das nicht gefiel, sagte mit ernster Stimme: „Es war ganz komisch. Ich ging um ein Häusereck, und da waren sie. Direkt vor mir. Und sahen mich an."

„Und haben sie mit dir gesprochen, die Ordensfrauen?"

„Nein. Sie sahen mich einfach nur an und gingen dann weiter. Es war wirklich furchtbar."

„Die meisten von denen sind furchtbar", erwiderte ich.

„Jetzt hör auf!", keifte Anna. „Was hast du gegen Nonnen! Ich hab eine besondere Beziehung zu Nonnen! Schon immer. Sie haben eine wichtige Bedeutung in meinem Leben."

„Na ja gut. Dann tut es mir leid." Ich spürte einen Schmerz. Irgendwo.

„Macht nichts...", entgegnete Anna, „...vielleicht bin ich manchmal ein bisschen zu abergläubisch." Sie hielt inne und fügte hinzu: „Bei Nonnen."

In aller Welt, ich wusste nicht, was eine Nonne zu bedeuten hatte?! Raben, Kaminkehrer. Das war alles eindeutig. Aber Nonnen? Überhaupt denke ich über Aberglauben... also ich glaube nicht daran. An Aberglauben. Obwohl während der letzten Monate, in denen es mir so schlecht ging, in fast jedem Baum, zu dem ich hochsah, eine schwarze Krähe saß. Aber es ist mir scheißegal. Aberglaube ist nur an sich ein schönes Wort. Und allein deswegen lohnt es sich, ihn aufrecht zu erhalten. Aber ich rede einen Scheiß, ich weiß...

Viel wichtiger zu erwähnen ist, dass den ganzen weiteren Abend kein Kuss mehr folgte von ihr. Dass ich saß und saß und trank und bestellte und bezahlte und am Ende mit nur einem Kuss mit ihr zusammen das Café verließ. Es ist wirklich ein furchterregendes Klischee, ich weiß, aber dieser eine Kuss öffnete mir die Fenster. Ein schmales Polster roter Haut, seltsam geschwungen. Das sich sonst nur für Worte bewegte. Um Worte freizulassen. Und wahrscheinlich auch nur für Worte gedacht war. Vielleicht küsste man sich nur deswegen, weil dann für Momente die Worte versiegten.

Aber das klingt auch schon wieder fürchterlich kitschig.

Über das Küssen sollte man einfach nicht reden. Es ist ein Sakrileg. Obwohl die Lippen doch am ehesten davon sprechen können sollten. Sie küssen ja auch. Und sie sprechen. Aber davon wollen sie nicht sprechen, nehme ich an. Vielleicht ist es ihnen peinlich.

Trotzdem. Ich will den Kuss beschreiben. Ihren Kuss.

Also... er entließ ihre ganze Seele – ich muss wie ein Dichter reden – entließ sie dorthin, wo sie keinen Ort mehr hatte, keine Stätte, nur noch mich, der ich sie auffing. Mit meinem weichen Rot. Und sie dann dort balancierte. Zwischen mir und ihr. Dass sie, die Seele, für eine kurze Zeit glaubte, eine Heimat zu haben. Meine Heimat.

So, dass reicht nun aber wirklich. Der Abend war nämlich noch nicht vorbei. Nachdem ich sie auf ihr Zimmer gebracht hatte, ihr Krankenzimmer, ging zwar unser Abend zu Ende, aber lange noch nicht meiner.

Ich lief durch die Flure der Klinik, als wäre ich ihr Erbauer, der Chefarzt und der Erfinder der Psychoanalyse. Die Klinik hatte etwas Lauschiges. Kein Patient war mehr wach, und man sah nur hier und da einen Pfleger oder eine Krankenschwester, die verloren und einsam den beschränkten Pflichten des Nachtdienstes nachkam, die Bewegungen langsam und stumpf durch die Müdigkeit. Die Belüftungsanlagen summten leise, und meine Schritte hallten dumpf die Flure entlang. Ich war ich. Jetzt konnte ich es auch hören.

Ich schloss hinter mir die Tür zu meinem Zimmer, behutsam, um meinen neuen Mitbewohner, den ich erst einmal gesehen hatte, nicht zu wecken, und setzte mich auf den Rand meines Betts. Ich konnte jetzt nicht schlafen, das wusste ich. Ich musste weiteratmen, um mich in jeder Sekunde ihrer zu erinnern. Das Licht von der Straße zeichnete einen fahlen Lichtpegel auf den Boden des Zimmers, und streifte dabei die Schuhe meines Zimmergenossen. Alte Turnschuhe. Ausgetragen.

Warum er sich wohl umbringen wollte? Nicht, dass ich nicht wusste, warum man sich umbringt! Ich weiß es genau.

Und es gibt nur einen Grund dafür. Das Leben.

Aber in seinem Fall fragte ich mich einfach, warum er es wohl versucht hatte. Er war sicher noch keine achtzehn, und das fand ich ungewöhnlich. Für einen Selbstmörder. Ich atmete leise. Es war so still im Raum, dass ich meine Gedanken hören konnte. Ich wäre am liebsten zu ihm hingegangen, hätte ihn an der Schulter gefasst, ihn vorsichtig geweckt und mit ihm gesprochen. Über alles. Was er wollte.

Und in diesem Moment drehte er sich im Bett zu mir um. Seine Augen waren geöffnet und er sah mich an, sagte aber nichts. Und ich war mir nicht sicher, ob er wach war oder schlief. Ich schaute ihm einfach auch in die Augen. Er lag da, im Halbdunkel, sein Gesicht gerade noch erkenntlich von einem spärlichen Rest Laternenlichts von der Straße, in einem matten Schein also. Die schwarzen Pupillen auf mich gerichtet. Und ich sitzend, blöd dasitzend, denn wenn er wach war, wunderte er sich sicherlich, warum sein Zimmergenosse nachts um halb eins angezogen auf dem Rand seines Bettes saß und ihn anstierte.

Nein, er schlief, denn seine großen schwarzen Pupillen starrten ohne Fixierung banal ins Weite, ohne sich je von der Stelle zu rühren. Er schlief. Und ich blies langsam eine Backe auf, während ich ihn anstarrte, und ließ dann wieder die Luft raus, blies sie wieder auf und...

„Du schläfst nicht", entfuhr es ihm plötzlich.

Ich erschrak so, dass ich aufschreien wollte, fasste mich aber im letzten Augenblick, da sonst sicher das Pflegepersonal aufmerksam geworden wäre und das Zimmer gestürmt hätte.

„Ich... nein... ich... schlafe nicht. Nein."

„Ich schlafe auch nicht", sagte er mit ruhiger und gütiger

Stimme und wendete seinen Nachtblick ab von mir.

Was sollte ich ihm nun sagen. Etwas musste ich sagen. „Wenn man glücklich ist, braucht man keinen Schlaf“, erklärte ich ihm.

„Bist du glücklich?“, fragte er.

„Ja, ich bin’s.“

„Ich bin unglücklich und ich brauche auch keinen“, sagte er mit leiser Stimme.

„Du hättest aber gern einen?!“, fragte ich behutsam.

„Ja“, entgegnete er.

Wir schwiegen eine Weile, dann sagte er:

„Ich denke gerade darüber nach, wie der Junge im Kindergarten hieß, den ich damals im Kletterbaum vom Ast gestoßen habe.“

Ich sah ihn an und merkte, wie er leicht schmunzelte, so, als könne er sich selber nicht ganz ernst nehmen. „Ich komme einfach nicht auf seinen Namen!!“

„Ist ihm denn was passiert?“, fragte ich, „Was Schlimmes?“

„Nein“, meinte er. „Er kam unten mit einem dumpfen Knall auf, stand einfach auf und kletterte wieder nach oben.“

Mein Zimmergenosse sah zur Decke hoch, kratzte sich am Kopf und sagte dann: „Ich komme ums Verrecken nicht drauf!!“

„Ist es denn so wichtig?“, fragte ich zurück. „Wie er heißt?“

„Nein, es ist total egal, wie er heißt. Aber es kann nicht angehen, dass ich mich nicht mehr erinnern kann. Das kann einfach nicht angehen.“

Er war witzig, irgendwie, dieser Typ. Schrullig. Hatte diese trockene Informatikerwitzart. Dieses Logische und zugleich Banale.

„Ich kann dir da leider nicht weiterhelfen“, erklärte ich ihm. „Ich kenne den Typ auch nicht, den du da runtergestoßen hast.“

„Würde mich auch beunruhigen, wenn!“, bemerkte er lakonisch.

Und dann begann er aufzuzählen: „Markus? – Nein. Uli? – Nein. Alexander? – Nein. Thomas? – N... Nein.“

„Bringt’s das?!“, unterbrach ich seine sinnlose Reihung von Namen.

„Nein. Eigentlich nicht. Aber alles andere hab ich schon probiert. Und alles andere hat nichts gebracht. Also muss es das bringen!“ Er grinste bescheuert, irgendwie überheblich.

„Und was ist, wenn du ihn gefunden hast?!“, fragte ich und ließ meine Augenbrauen hochschnellen.

„Dann weiß ich, wie er heißt.“ Er blickte mich stolz an. Als überträfe seine Antwort alle gängigen Weisen der Logik. Ich hatte keine Lust mehr auf ihn, auch weil ich merkte, dass ich Anna ganz vergessen hatte, während unseres dämlichen Dialogs. Er war langweilig, selbstgerecht, mäßig witzig und überheblich. Wenn jemand ein Selbstmörder ist, dann muss er schon was Besonderes sein, dachte ich immer. Er müsste zumindest eines unserer gebräuchlichen Denkmuster komplett durchbrechen. Um dorthin zu gelangen. An den Punkt, wo der Selbstmord geschieht. Gedanklich geschieht. Und nur darauf kommt es an, beim Sichselbstumbringen. Auf den ersten Mord. Im eigenen Kopf. Wenn man sich das erste Mal tötet. Dann nämlich ist eine dünne Membran durchstoßen.

Die Membran des gesunden Menschenverstands.

Ich persönlich habe es schon so oft durchstoßen, dass ich überhaupt keine Reibung mehr spüre. Dass da gar kein Loch mehr ist, zwischen Unvernunft und Vernunft, zwischen Mensch und Monster. Sondern beide längst vereint sind und im Gleichschritt gehen. Die letzten Tage und Stunden aber haben sie sich ein wenig distanziert – voneinander.

Mein seltsamer Gefährte hatte sich auf den Rücken gelegt, sah zur Decke und murmelte seine Namenlitanei vor sich hin. Er fand das ziemlich originell, glaube ich. Ich drückte mich vom Rand meines Betts weg und ging langsam zum Fenster hin.

Die Nacht war schwarz. Aber ein spezielles Schwarz. Es gibt dunkle Nächte und schwarze Nächte. Diese war schwarz. Rabenschwarz. Wie ein tiefer See voller glasklarer Tinte. Wo man bis auf den Grund hinuntersehen konnte. Ich sah hinaus, und mein Atem kondensierte an der Scheibe. Ich hauchte noch stärker aus. Bis ich nichts mehr sah. Von der Nacht. Dann wartete ich, bis sich der Nebel lichtete und dachte über Anna nach. Ich musste sie festhalten, jede ihrer Lidstellungen des heutigen Abends, als sie im Café neben mir saß und nur mir gehörte. Jede Nuancierung ihrer Mundwinkel, nachdem sie etwas gesagt hatte und ihre Lippen nachschwangen, für ein paar kurze Augenblicke. Ja, das, und überhaupt, überhaupt alles. Aber wie sollte ich die Nacht verbringen, wo. Hier? Das auf keinen Fall. Nicht neben dieser halbkomischen Gestalt.

Ich dachte darüber nach, dass ich wieder zu studieren anfangen würde. Ich würde es abschließen, mein Zoologiestudium. In München. Wieder meine alte kleine Wohnung beziehen, die mir die alte Frau versprochen hatte frei zu halten. Bis es mir wieder besser ginge. Genau so hat sie es gesagt. Bis es ihnen wieder besser geht!! Und ich solle mich schonen, meinte sie noch. Ach ja, und als meine Eltern kamen, um das Zimmer leer zu räumen – ich war derweil bei ihnen zuhause im Bett und bewegte mich nicht von der Stelle – da sagte die alte Frau zu meiner Mutter, dass es so schade sei um den Jungen. Und dass sie es gar nicht verstehen könne. Vor allem auch, weil er so ein hübscher Bub sei. Weil es so schade darum wär'. Und dass sie es einfach nicht verstehen könne.

Meine Mutter hatte mir das immer und immer wieder erzählt, dass die alte Frau das zu ihr gesagt hätte, als sie und mein Vater dabei gewesen waren, mein Zimmer leer zu räumen. Dass ich doch so ein hübscher Bub wär'. Eine dämliche Argumentation für jemanden in meiner Situation. Aber ich weiß nicht. Irgendwie baute es mich dann schon auch immer ein bisschen auf. Auf jeden Fall würde ich das kleine Zimmer sofort wiederkriegen. Ja. Ich würde wieder studieren.

Und ich würde Anna treffen, jeden Tag. Hier. Oder draußen. Oder wo auch immer. Und als ich so hinaussah, zum Fenster, in die Nacht, da biss ich mir auf die Lippen und weinte leise, das heißt, meine Augen wurden feucht und eine verdammte Träne schaffte es heraus, aus der immer größer werdenden Wasserlache des rechten Auge und floss über die Wange, bis zum Kinn, wo ich sie abfing, weil sie sonst wirklich zu Boden gefallen wäre, weil sie so groß war. Ich hasse es, wenn ich weine. Weil ich oft weine, sehr oft. Aber nie aus Trauer oder aus Verzweiflung. Sondern immer, weil mich etwas streift, ganz nah streift. Und ich es nicht abweisen kann. Von mir. Ich weiß, dass ich es beherbergen muss. Dass es mich gesucht hat. Meine Weichheit. Meine Schwäche.

Der Selbstmordüberlebende war inzwischen verstummt

und schnarchte jetzt. Genüsslich. Aber das war mir recht. Ich war allein. Konnte wieder zurück, auf mein Bett.

Er überlebte seinen eigenen Mordversuch, dachte ich mir. Er war der Überlebende seiner eigenen Katastrophe. Eigentlich waren wir alle Überlebende. Wir mussten leben. Und damit zurechtkommen. Andere waren längst tot. Gestorben. Aber wir haben überlebt. Bis jetzt.

Wir scheiß Überlebenden!, dachte ich.

Ich streifte meine Schuhe ab, hebelte den Kopfteil meines Betts nach oben und legte mich angezogen auf das Laken. Um nachzudenken. Die ganze Nacht. Doch dann schlief ich ein. Ich merkte es gar nicht. Ich schlief ein.

Am nächsten Morgen wachte ich auf, als der Chefarzt, Doktor Martens, im Gefolge eines Dutzend junger, weißbekittelter Ärzte in unser Zimmer einmarschierte. Er sah meinen Bettnachbarn an, er sah mich, und der Zug junger Intelligenz bewegte sich auf mein Bett zu. Doktor Martens führte sie an. Sie waren sehr jung. Etwas älter als ich. Und sie wirkten scheu und vorsichtig. Aber einige unter ihnen, vor allem die Studentinnen, machten einen sehr gefassten Eindruck und freuten sich schon sichtlich auf die Besichtigung der Fälle. Eine Blonde sah besonders entschlossen und stark aus. Sie war äußerst attraktiv und sah mich an, als wäre ich irgendein verdammtes Ding. Sie stand da, im Windschatten ihrer Koryphäe, Doktor Martens, der eine Kapazität war, wie man mir sagte, in Deutschland, in Deutschenlands Irrenhäusern. Sie stand da, und sie grinste ein wenig. So kam es mir zumindest vor. Ein sanftes und mildes Lächeln, das direkt auf mich gerichtet war. Und das mich nur noch mehr erniedrigte. Die andern wie gesagt, waren eher ängstlich. Martens schien die Rolle des Vorführers übernommen zu haben. Des durch und durch abgebrühten Irrenarztes.

Er trat vor mich hin. Sah mich an und sah dann in die Menge seiner Gläubiger. Die brutale Blonde lächelte ihn weißzähnig an. Dann sah er wieder her. Zu mir. Der ich vor ihm lag. Horizontal. Und streckte mir mit fast übermütiger Geste die Hand hin. Herr Renert! Grüß sie Gott.

Ich war baff. Spürte die Stärke und Willenskraft seiner Hände und die starke Art von Verbindlichkeit, die sie aussendeten, und unterlag ihm. Ja. Ich muss es zugeben. Ich unterlag ihm. Diesem Mix aus... ach, was weiß ich... aus Potenz, Geist, Stellung, Mensch. Denn er sah als Mensch irgendwie schon interessant aus. Sein Gesicht. Natürliche Souveränität eben. Eine, die sich selbst gebar und nichts mehr benötigte, von außen. Doktor Martens war Souveränität und Menschlichkeit in grausam starker Mischung.

Er lächelte mich an und sagte:

„Also, Herr Renert. Ich kann hier...", und er blätterte in meinen Akten, „...ich kann hier keine Medikation feststellen." Er runzelte die Stirn, schwieg angestrengt, las nochmals nach und sah mich dann vorwurfsvoll an. „Hier stehen... ähm... bekommen Sie keine Medikamente?!!"

Ich rückte mich etwas im Bett zurecht, versuchte, meinen Kopf höher zu halten, um etwas gefasster zu wirken, gesünder, und antwortete:

„...nein."

„Wie meinen Sie das!", fragte er gefasst, aber äußerst nachdrücklich.

„Ich kriege... also... es ist einfach... Ich bekomme keine. Nein!"

„Wer behandelt Sie?"

„Doktor Fink." Ich wurde nervös. „Ja genau. Der behandelt mich. Doktor Fink."

„Aha", krächzte er, und man konnte ihm ansehen, dass ihm diese Antwort genügte. Obwohl ich Fink jetzt nie besonders keck fand, deutete Martens Reaktion das Gegenteilige an. Vielleicht war Fink doch ein besonderer Glücksfall gewesen.

Er schien etwas zu riskieren, dadurch, dass er mir Medikamente verweigerte. Und ich hoffte nun, dass er keine Schwierigkeiten bekommen würde, wegen mir.

Martens, auf jeden Fall, war aus dem Konzept gebracht und seine Augen suchten irgendetwas, an mir, etwas, dass sein Konzept wieder herstellen konnte. Eine Abweichung. Auf meinem Nachttisch lagen verschiedene Utensilien, nichts besonderes, bis auf ein neues Taschenbuch, das ich mir vor zwei Wochen gekauft hatte. Von dem ich allerdings noch keine Seite umgeblättert hatte. Seine Blicke erfassten es, er las laut, Graf Petöfy, der Titel des Romans, und dann las er laut weiter, Theodor Fontane. Und im selben Moment verfestigten sich seine Gesichtszüge, und er war wieder der, der vorher zur Tür hereingekommen war. Er hatte Theodor Fontane so seltsam und so bedeutungsvoll betont, dass nun einige seiner Studenten schmunzelten, und ich musste auch schmunzeln, und ich weiß nicht warum. Aber ich denke, wegen meiner edlen Lektüre hatte er jetzt eine Art unterirdisches Kabel zu mir verlegt. Es hatte den Anschein, als sei dieses Buch für Martens der Beweis, dass eben nur in seiner Klinik Patienten solche Bücher lesen. Und da ich ein solcher Patient war, war ich gleichzeitig auch sein ganz eigener Patient. Sein privater Patient. Denke ich zumindest.

„Hören Sie Stimmen?“, fragte er mich abrupt und wieder sehr ernst.

„ – Nein.“

„Sehen Sie Bilder?“

„ – Nein.“

„Dann sind sie nicht schizophren.“ Ich wusste nicht, ob er es ernst meinte oder nicht. Mit einer geringen Veränderung der Nuance seiner Stimme hätte er schallendes Gelächter auslösen können, unter seinen Zuschauern. Aber er blieb ernst.

„Aber was haben Sie dann?“, fragte er und klang wieder etwas verspielter. „ – Wie fühlen Sie sich denn?“ Ich sah in die Runde junger Medizinstudenten und versuchte, ein Lächeln ausfindig zu machen, das ich hätte erwidern können. Aber da war keins. Die Lage war ernst. Und seine Frage war ernst. Ich musste ihm antworten.

„Ich fühle mich schon besser.“

Plötzlich erinnerte mich sein Gesicht an das Gesicht eines russischen Clowns, den ich mal im chinesischen Staatszirkus gesehen hatte, eines sehr großen, bedeutenden Clowns. Popov. Ja klar, so hieß er. Oleg Popov. Ich glaube, auch er war ein sehr bedeutender Clown. Martens. Und tatsächlich, meine Antwort gefiel ihm, denn jetzt lachte er laut los. Sein steifer Oberkörper hüpfte in winzigen Ausschlägen. Sein Mund wurde sehr breit, und mit einem Mal lachte der ganze Raum. Und ich lachte mit. Ich sah in ihre Gesichter, fing ein Lächeln auf, warf es dem nächsten zu, der wiederum seine Lachfrequenz der Gruppe anglich und so weiter und so fort. Alle erhofften ein Lächeln des Chefs zu erhaschen und dann erwidern zu können.

Martens drehte sich von mir weg und sah seine Studentinnen

und Studenten an, sah wie sie lachten, und die Hübsche erfasste seinen Blick und gab ihm ein so weiches und herzzerreißendes Lächeln zurück, dass sie für den Rest ihres Studium in seinem Hirn eingebrannt bleiben musste. Er wiederholte mich, „Es – geht mir – schon besser", nach Luft ringend, den Kopf schüttelnd und plötzlich innehaltend, langsam zu Stein werdend und die Lachfalten seiner Schüler durch todernste Blicke glattstreifend, drehte sich wieder zu mir um, der ich auch nicht mehr wagte, zu lächeln; wartete ein paar Sekunden Stille ab und sagte dann in eine Sphäre absoluter Anspannung und Ruhe hinein:

„Das wollen wir ja auch. Dass es Ihnen wieder besser geht. Herr Renert." Er setzte sich auf die Kante meines Betts, ganz an den Rand, versteht sich, also mit größtmöglicher Distanz, aber trotzdem in einer Geste des Sichfreundemachens, sah mich väterlich an und fügte dann hinzu:

„Aber vielleicht können Sie uns erzählen, warum es Ihnen jetzt besser geht!??"

Ich fühlte mich geadelt, durch sein Platznehmen und antwortete:

„Ich habe nachgedacht. Ich habe viel nachgedacht, die letzten Tage, hier, in ihrer Klinik. Und ich weiß jetzt, dass ich wieder studieren will. Dass ich mein Leben wieder in die Hand nehmen will. Wissen sie?"

Er sah mich ausdruckslos an, kniff dann die Augen zusammen, was ich als ein „Ja, Ist in Ordnung" auslegte, erhob sich von der Bettkante und wandte sich ohne ein Wort von mir ab, meinem Zimmergenossen zu. „Herr Pregel, das ist doch ihr Name oder? Ja. Wie lange sind Sie jetzt schon hier bei uns...." Einige Blicke der Studenten blieben noch Sekunden an mir hängen, wandten sich dann aber auch dem nächsten Patienten zu.

Ich versuchte, aus ihren Blicken etwas zu lesen, aber es stand nichts darin geschrieben, was mir die seltsame Reaktion von Doktor Martens verständlicher gemacht hätte. Sie sahen mich auf eine unbestimmte Art an, aber sie sahen mich nicht mehr wie einen Patienten an, wie zuvor, als sie zur Tür hereingekommen waren, und ich bloß ein weiterer Patient gewesen war, für sie. Die Tatsache, dass sich ihr Maestro auf mein Bett, zu mir her, gesetzt hatte, hatte sie verändert und meine Stellung irgendwie verrückt.

Nach der Visite, auf jeden Fall, sprang ich aus dem Bett und zog mich an. Die nächsten Tage verliefen ganz anders als die letzten. Ich begann, nur noch eine Art Besucher in der Klinik zu sein. Benutzte das Überwachungszimmer jetzt lediglich noch als Schlafmöglichkeit und sah die Station und die anderen Patienten als ein bizarres Kuriosum an, in das ich irgendwie geraten war. Nein. Ganz so schnell ging es nicht. Ich wusste schon noch ziemlich genau, weshalb und vor allem in welchem Zustand ich hierher gebracht worden war – von Mami und Papi. Und das, was jetzt geschah, war für jemand, der nie wirklich im Unterschlupf des Wahnsinns, beziehungsweise im Schlachthaus der Seele gewesen war, auch nicht vorstellbar. Weshalb ich es auch beschreiben muss, an dieser Stelle.

Ich heilte. Ich wurde.

Nun ist das aber bei einer Geisteskrankheit – nennen wir es mal so – etwas anderes als bei einem körperlichen Gebrechen. Wenn beispielsweise die Rückenschmerzen nachlassen, dann kann das Gehirn, also das Denken und das Empfinden konstatieren: Rückenschmerzen lassen nach.

Wenn aber die Gehirnschmerzen – nennen wir es mal so – nachlassen, dann ist es das Gehirn selber, dass feststellen und empfinden kann, dass es wieder funktionsfähig und verlässlich wird. Das ist also potenzierte Freude. Freude selbst. Der Gedanke der Heilung selbst. Das ist alles. Das ganze Universum. Das sich wieder dreht. Um dein Gehirn. Eine Eigengeburt. Hausgeburt. Und du bist der, der gebärt. Dich selbst! Ist das nicht der absolute Wahnsinn?! Schwer beschreibbar.

Das alles auf dem Hintergrund des größtmöglichen erlebbaren Schmerzes. Der jetzt nachlässt. Und du kannst es nicht fassen. Du glaubst nicht, dass er nachlässt. Dass du noch lebst. Nach all dieser Vernichtung, mit der du alle Teile von dir seziert und voneinander isoliert hattest.

Ich musste Anna sehen, um ihr all das zu erzählen. Gleichzeitig hatte ich aber die Befürchtung, dass sie es gar nicht hören wollte. So wie neulich, als ich ihr erklärt hatte, dass es mir allmählich wieder besser gehe, und sie ganz seltsam abgeblockt hatte. Als wäre ich eine Bedrohung. Eine Bedrohung für ihren Weltentwurf. Ich konnte ihr doch aber sagen, dass ich wieder Zoologie studieren würde. Dass ich mich zum Wintersemester gerade noch rechtzeitig reimmatrikulieren konnte. Ich fand sie auch. In der Klinik-Cafeteria. Sie sprach mit einem jener Dauerpatienten, die meiner Beobachtung nach schon seit Monaten oder Jahren in der Klinik lebten und auch nirgends anders mehr zu leben imstande gewesen wären. Sie waren ganz unten und doch zugleich die Könige der Psychiatrie. Sie waren der Beweis dafür, dass die Psychiatrie auch funktionierte, wenn man nie wieder geheilt würde und nie wieder im normalen Leben draußen Fuß fassen konnte. Sie bleiben gleichsam in der Klinik, um zu sagen: „Hier sind wir, wir sind die ewigen

Patienten! Ihr könnt uns nicht heilen. Wir sind Patienten, um Patienten zu sein. Und nur aus diesem Grund sind wir hier. Es ist derselbe Grund, weshalb ihr immer Ärzte sein werdet und immer Ärzte bleiben müsst. Denn das müsst ihr. Und das seht ihr immer dann, wenn ihr unsere bekannten Gesichter seht, wenn wir durch die Gänge und Flure ohne einen Gruß an euch vorbeiziehen."

Anna sprach mit einem dieser fast schon überheblichen Dauerbewohner. Er hatte einen ungepflegten Bart, rauchte permanent, grinste immer ein wenig und sprach niemals ein Wort. Weshalb Anna auch ohne Unterlass auf ihn einreden konnte. Ich setzte mich zu ihnen, und keiner der beiden nahm auch nur Notiz von mir.

„Heute Morgen waren sie schon an der Klinikpforte! Aber der Pförtner war klug. Er sagte ihnen nicht meinen Namen und er sagte ihnen nicht, wo ich liege." Anna lächelte den Kerl erwartungsvoll an, aber er zeigte keine Regung. Irgendetwas war komisch. Vielleicht hatten ihre Eltern an der Pforte nach ihr gefragt. Aber sie hatte ja keine Probleme ihnen!

„Sie waren nur zu zweit!", beharrte Anna angestrengt. „Sie hatten die Pläne dabei."

Ich saß wie angefroren da und sagte nichts.

„Was für Pläne?", fragte plötzlich der Bärtige und aschte bedächtig seine Kippe ab.

„Die Pläne, nach denen sie mich umoperieren wollen." Anna lachte laut auf. Doch sie meinte es nicht scherzhaft, sondern verzweifelt. „Sie wollen mir doch einen Fötus einpflanzen!"

„Wer!?!" Ich schaltete mich ein.

„Die Nonnen!!"

Anna nahm ihren Wust an Erwartung, den der Bärtige nicht erwidert hatte, und knallte ihn mir ins Gesicht.

Ich konnte nichts darauf entgegen. Ich wurde noch steifer. Ich glaube, ich schwitzte und es kribbelte plötzlich in meinen Beinen. Annas Blick fixierte mich und sie erwartete Teilnahme. Ich war so erschrocken, dass ich „Ja" sagte. In einem einzigen Moment – er war begleitet von einem tiefen Huster des Bärtigen – hatte ich Klarheit. Anna bildete sich die Nonnen nur ein. Vielleicht hatte sie sich auch noch vieles anderes nur eingebildet. Auch vieles, von dem sie mir erzählt hatte. Sie erzählte weiter, aber ich hörte sie nicht mehr. Denn jetzt geschah etwas noch Schlimmeres. Ich hatte einen furchtbaren Gedanken.

Anna ist wahnsinnig.

Ich hasste mich für diese Empfindung. Aber sie war da. Sie war da, und in genau diesem Augenblick trennte sich etwas in mir von dieser Welt, in der ich mich seit Wochen mit traumwandlerischer Sicherheit bewegt hatte. In der ich gegessen, gewohnt und geschlafen hatte. Deren Protagonisten ich stets für voll genommen hatte. Zu der ich gehört hatte. Aber alles das war jetzt nicht mehr Gegenwart. Die Enttäuschung über die Falschheit von Annas Wahrnehmung war so unermesslich, dass ich jetzt auch an der Wirklichkeit unserer Verbindung zueinander zweifelte.

Ich stand auf und umrundete den Tisch.

Sie bemerkte es nicht mal. Sie redete jetzt wieder auf den anderen ein. Ich war ein Irgendwer geworden. Ihre Augen hatten mich nicht erkannt. Zumindest nicht als den, der ich noch gestern für sie gewesen war.

„Die haben meine Medikation erhöht, seit heute morgen. Das macht mein Arzt nur, weil er die Nonnen persönlich kennt. Er will mit ihnen die Operation in die Wege leiten. Er weiß nicht, dass ich das weiß."

Ihre Augen strahlten.

Ich ging.

Ich verließ die Klinik und suchte mir draußen in den Straßen irgendeinen Ort, an dem ich allein sein konnte. Und da ich keinen fand, ging ich zögerlich in die Hofeinfahrt eines Privathauses, kauerte mich auf den Pflastersteinen auf Zwergesgröße zusammen und weinte.

Und während ich da wie das sprichwörtliche Häufchen Elend in der Hauseinfahrt saß und fürchtete, dass jeden Moment einer der Bewohner des Hauses zur Tür heraus kommen konnte und mich in meiner ganzen Nichtigkeit erblicken konnte und sich zudem fragen würde, was ich hier suchte, merkte ich irgendetwas in mir. Eine Art Substanz. Es war ein fühlbarer Widerstand, der die letzten Monate meines Lebens eben gefehlt hatte. Da hatte alles ungehindert in mich hinein und aus mir heraus gekonnt. Ich richtete mich langsam wieder auf, sah nach links und rechts, ob mich jemand von der Straße hier lungern gesehen hatte und machte mich auf den Weg zurück in die Klinik. Ich wollte jetzt das Gespräch mit Dr. Fink. Ich wollte ihm sagen, dass ich gehen möchte. Dass er mich entlassen solle. Da er bald in Urlaub gehen würde, musste ich die Sache schnell in die Wege leiten. Vielleicht konnte ich schon Ende der Woche wieder auf freiem Fuß sein. Fink hatte es mir ja bereits signalisiert.

Ich fand ihn dann auch in seinem Sprechzimmer.

„Herr Fink?", eröffnete ich das Gespräch – sehr vorsichtig und höflich.

„Ja?"

„Wie... ähm... was denken Sie denn wann... glauben Sie nicht auch....?“ Ich brachte den Satz nicht heraus. „Ich glaube wirklich, dass es jetzt vielleicht schon allmählich Zeit würde, dass ich vielleicht nicht mehr hier sein möchte... äh brauche.“

Herr Fink war überhaupt nicht überrascht, sondern klärte mich sogar gleich über alle formellen Dinge einer Entlassung auf, und meinte, dass ich Ende der Woche, wenn sein Urlaub begänne, auch entlassen werden könne. Ich sagte: „Am Freitag?!“ Und er antwortete: „Ja. Am Freitag.“ Dann versuchte ich ihm noch zu erklären, warum ich hier gewesen sei, was der Grund für mein Verlassen der üblichen Welt gewesen war. Ich sagte ihm, dass ich zu extrem sei, zu radikal. Und dass ich in Zukunft einfach mehr im Alltäglichen leben müsse. Als er mich fragte, was denn das Alltägliche sei, fand ich das allerdings schon ein wenig unsensibel. Schließlich hatte ich die Lösung gefunden. Es war die Lösung, nach der ich die ganzen grauen Monate hindurch gesucht hatte. Der Fehler an mir. Das Problem.

„Aber die Welt ist nicht alltäglich“, erwiderte Dr. Fink.

Es kam mir vor, als hätte ich ihn mit einem Teil meiner Substanz in den letzten Wochen infiziert. Ein bisschen misstraute ich meiner neuen Erkenntnis ja auch selbst. Konnte ich gewöhnlich werden? Der gewöhnliche Mensch? Der Mensch. Also ein Mensch? Eigentlich nicht. Das Menschsein hatte mich nie großartig interessiert. Da gab es anderes!

Dr. Fink sah mich väterlich an und setzte hinzu: „Sie müssen halt schauen, Herr Renert, dass Sie sich mit Ihrer Idee des Alltäglichen, wie Sie es nennen, nicht auch wieder in ein Extrem verrennen.“

„Das glückliche und einfache Leben der glücklichen und einfachen Bauern gibt es nicht", meinte Fink. „Das ist ein Topos der Intellektuellen und Schriftsteller der letzten Jahrhunderte. Die wollten immer dann, wenn sie unglücklich waren und ihrem künstlerischen Schaffen misstrauten, das einfache Leben der einfachen Menschen führen. Sie träumten regelrecht davon."

Fink sah mich an und fragte: „Und glauben Sie, es gibt dieses Leben!?"

„Ja", erwiderte ich und sah ihn ebenfalls an.

„Dann gehen Sie und suchen Sie es", sagte Fink zustimmend. "Sie haben jetzt wieder genug Kraft gesammelt. Vielleicht können Sie sich diesem einfachen Leben ja zumindest einen Schritt annähern."

Das mit dem schrittweisen Annähern gefiel mir nicht wirklich. Aber Fink schien meine Erkenntnis letztendlich doch nicht so schlecht zu finden.

Nachdem ich sein Sprechzimmer verlassen hatte, entschied ich mich, auf mein Zimmer zu gehen, um dadurch auf jeden Fall eine Begegnung mit Anna zu vermeiden. Nichts wäre jetzt übler gewesen. Ich stellte mir vor, wie sie mich nochmals nach dieser Schwesterngeschichte ausfragte, und ich hatte wirklich Angst davor, alles, was jetzt nicht mehr in ihren Augen war und was ich die letzten Wochen darin gesehen hatte, eindeutig zu erkennen. Wir waren so frei gewesen in diesem kleinen Biotop. Nur sie und ich. Wir litten zwar auch widerlich, aber zu zweit konnten wir eine zusätzliche Qualität herstellen, die keiner der anderen Patienten entstehen lassen konnte. Auch niemand in der Außenwelt. Dem Zirkus außerhalb der Klinik. Das Wahnsinnige war in uns zu einer Vibration geworden, die durch nur einen

Blick angeschlagen werden konnte. Einen Erkennungssatz, wie ihn sich die Spione in den Agententhrillern gegenseitig aufsagten. Ein Agent sagt einen Satz, der in der Situation des ersten Treffens keinen wirklichen Sinn macht, wie zum Beispiel: „Ich singe niemals unter der Dusche!" Und der andere antwortet: „Was? Wie bitte!?" und ist der Falsche. Wenn er aber sagt: „Weil Sie sich nicht richtig einseifen!" dann ist er der Richtige. Jeder andere, der daneben steht, denkt, was für ein Schwachsinn. Und für die Wissenden ist es der eine genialste und zugleich einfachste Erweis, von dem ihr ganzes weiteres Leben abhängt. Anna hatte immer richtig geantwortet.

Nur ganz selten falsch.

Mein Zimmerkumpan schlief, und ich sah mir sein Gesicht an. Ich hätte ihm gerne erklärt, und Anna, und jenem Chris Isaac und allen, die ich in der Klinik angetroffen hatte, wie man leben müsse. Was sie zu tun hätten, damit ihr Leben wieder richtig liefe. Meine Kraft war wieder da. Diese unbändige, herzzerreißende Kraft, die sie dem Riesen Samson in der Bibel genommen hatten, indem sie ihm heimlich in der Nacht sein langes Haar kurzgeschnitten hatten. Ich hätte das Gesicht dieses jungen Kerls auch gerne einfach gestreichelt. So, dass er nicht davon aufwachte. Das Beobachtungfensterchen unseres Selbstmörderzimmers war geschlossen. Wahrscheinlich war er außer Gefahr. Das entfernte Lachen der Krankenschwestern im nächsten Raum war zu hören und das episodenhafte Sprechen einer alten Patientin, die seit Tagen den gleichen Satz sagte: „Kommen meine Kinder?" Das alles war wunderschön. Die ganze Welt wartete wieder auf mich. Der Raum war wieder da. Und die Zeit. Zeit, die knapp wurde. Verging. – Denn vorher war Zeit Makulatur. Ware im Überschuss. Immer da. Wie ein fühlbares Ding, das einfach nicht aufhörte. Jetzt verschoben sich eben diese Dinge wieder in den Hintergrund. Sie wurden wieder selbstständig. Sie verloren diese absolute und unbedingte Abhängigkeit von mir. Die Notwendigkeit, permanent von mir durchdacht und hinterfragt und aufgestellt zu werden. In der Depression ist man der Meister aller Dinge. Man stellt die Welt. Deshalb wird man ja verrückt. Man muss die Welt erst machen. Und denkt, dass sie keine innere, selbstständige Seinshaftigkeit besitzt. Man kann alles mit ihr machen. Und in dieser Situation mach´ dir mal nen Kaffee. Oder schreib´ eine Bewerbung. Oder, was noch schlimmer ist, entscheide dich mal für irgendwas. Denn, Frage: Wie sollst du dich in einer Welt für das Richtige entscheiden, wenn du einzig und allein bestimmst, was richtig und was falsch ist!?

Ich begann, mir mein Leben draußen auszumalen. Freute mich total auf das Normale. Den Alltag und alles das, was er kreierte. Das Einfachste ist das Schönste. Wichtig war, nur, dass ich niemals die Faszination für das Einfache verlöre.

Es musste mich auch weiterhin kribbeln, wenn ich an das Alltägliche dachte. Ich würde an den Wochenenden wieder im Park des Botanischen Gartens spazieren gehen. Im schönen, alten und leicht gammligen Institut der Fakultät für Biologie durch den Hinterausgang in den Botanischen Garten hineinschleichen, um keinen Eintritt zahlen zu müssen.

Vorher noch ein bisschen die Einsamkeit der Gänge und Flure des Institut genießen, wenn gerade Semesterferien wären und sich, außer mir, kein Mensch auf den Gängen herumtrieb.

Und ich würde diesen feuchten, kalten Steingeruch und

Putzgeruch der alten Wände in mich aufsaugen und die Wohnungsanzeigen am Schwarzen Brett lesen, die Lebensgeschichte einer Studentin oder eines Studenten nur aus den paar wenigen Zeilen ihre Gesuchs herauszulesen versuchen, und mich über die Termine freuen, an denen die Biologen ihre Klausuren schreiben müssten. Manchmal, wenn in meiner Uni auf einer der vielen Türen ein Zettel provisorischer angebracht war, auf dem die Klausur oder mündliche Prüfung angekündigt war, die momentan in diesem Raum stattfand, blieb ich stehen und lauschte. Nicht aus Sadismus. Sondern nur, um mich in eine Zeit hineinzuversetzen, die im selben Augenblick die gleiche wie meine war, und trotzdem ganz andere, stark fühlbare Spannungen für eben jene anderen Menschen mit sich brachte. Es ist unmöglich.

Aber ich versuche das immer wieder. Nun ja.

Beim Mittagessen sagte ich ganz zaghaft zu meiner Nebensitzerin, dass ich am Freitag entlassen werde. Ich wollte es eigentlich niemandem sagen. Aber dann horchte plötzlich der ganze Tisch auf. Sie aßen zwar weiter, aber ich merkte ihr leicht verändertes Gedankenrauschen. Es war nicht mehr auf das Essen gerichtet, sondern auf die Tatsache, dass wieder einmal einer aus ihrer Mitte verschwand. Desertierte. Und wie so einer fühlte ich mich auch. Ein bisschen verräterhaft. In diese überhöhte Stille hinein erklärte mir eine Patientin mit lauter Stimme, dass sie das gut fände. Dieses ‚gut' war aber nicht ganz ehrlich gemeint, glaube ich. Und obwohl ich ihren Kreis verlassen wollte, fühlte ich jetzt auch einen gewissen Stolz. Versuchte aber so verdrossen wie möglich zu schauen, damit mir das auf keinen Fall irgendjemand ansah. Ich aß unglaublich viel und unglaublich schnell. Und ich wurde ständig von jemandem gefragt, ob ich noch was haben wollte. Mein Teller wurde voll gehäuft. Von ihnen.

Ob das was zu bedeuten hatte? Ich wusste instinktiv, dass ich alles aufessen musste. So als eine Art letzter Test. Vor der Entlassung. Eine Prüfung meiner Glaubwürdigkeit. Wie man bei älteren Menschen seine Authentizität schnell verlieren kann, wenn man die Speisen, die sie einem kredenzen, nicht restlos aufisst. Ich aß also. Und mir wurde schlecht. Als sie sahen, dass ich es geschafft hatte, schienen sie alle irgendwie befriedigt. Bestätigt. Jetzt durfte ich auch lächeln und ein bisschen Stolz zeigen. Und ich lächelte über das ganze Gesicht.

Letztendlich habe ich mich von keinem der anderen verabschiedet.

Nicht aus Bosheit. Ich wusste, dass es gegen eine Art von Regel verstoßen würde. Denn wie konnte man sich von jemandem verabschieden, der noch weiter leiden musste. Es wäre doch unsensibel, freudig und freundlich Adieu zu sagen, wenn der andere hier bleiben und weiter nur auf den Tag hoffen konnte, an dem er endlich soweit war, alleine und selbstständig in die dunkle äußere Welt zurückzukehren.

Aber weshalb sage ich jetzt ‚dunkel'!? Die Klinik ist eben doch ein Luxus-Ressort. Eine Lebensgemeinschaft, in der Komplexität verringert wird. Jene Komplexität, die einen draußen in die Knie zwingt. Ich war in mein Zimmer zurückgekehrt und verlor mich in Gedanken, als ich anfing, mein Nachtkästchen leer zu räumen. Meine Station war ein Ort gewesen, an dem sich die Patienten stillschweigend darauf geeinigt hatten, alles das, was sonst so unter Menschen normalerweise anfällt, wie Kennenlernen, sich sympathisch oder unsympathisch finden, eine vertrauensvolle Beziehung zueinander aufbauen, oder sich aus dem Weg gehen, vielleicht sogar miteinander flirten – unsere Station war ein Ort gewesen, an dem all das wegfiel. Unsere Krankheit bestand darin, ein Leben ohne Begegnungen zu führen. Kontakt hatte man schließlich mehr als genug. Mit sich selbst. Ich wunderte mich, dass so wenig in meinem Kästchen war. Es war ebenso leer wie die Beziehungen, die ich hier aufgebaut hatte, dachte ich in diesem Moment. Vielleicht haben wir hier alle nur Angst vor Beziehungen. Vielleicht hatte Anna in dem Moment in die andere Realität geschaltet, als ich begann, ihr etwas zu bedeuten. Du hättest hier bleiben können, Anna! Ist deine Angst denn so groß, dass du lieber wahnsinnig wirst, als dass du mir begegnest? Ist das Verrückt-Sein womöglich einfacher, als das normale, chaotische und unberechenbare

Leben!? Kann man durch das Verrückte das Eindeutige erreichen? Das, was sich nie ändert. Was zwar sehr viel Leid bringt, aber sich als Gegenleistung dafür immer so verhalten wird, wie man es bereits gewohnt ist. Immer verzweifelt eben. Oder immer panisch. Das wäre gleichviel konkreter als ängstlich, ärgerlich, unsicher, besorgt, und so weiter. Lieber ein Gefühl als mehrere. Ein Gefühl das ganze Leben. Das ist doch ein Angebot. Oder!? Ein Angebot für die Ewigkeit. Als ich Fontanes Graf Petöfy aus der Schublade holte und in meinen Rucksack steckte, merkte ich, dass nun auch für mich sehr viel mehr Gefühle anstehen werden. Und die Angst hiervor war einen Moment größer als jede Angst, die ich in den letzten Monaten auszuhalten hatte. Ich zog leise den alten Reißverschluss der Seitentasche meines Rucksacks zu, um meinen schlafenden Bettnachbarn nicht aufzuwecken und dachte mir: „Will ich das überhaupt?! Will ich dieses ganze Leben überhaupt. Mit allen seinen unkontrollierbaren Nebenwirkungen und unsicheren Ergebnissen. Mit seiner Zukunft. Dieser ewig langen.

In die ich mich einfügen werden muss. Die machen wird, was sie will. Wozu sie gerade imstande ist. Was ihr gerade in den Sinn kommt." In diesem Moment erwachte der Schlafende. Und ich beneidete ihn sogar ganz kurz dafür, dass seine Sinne noch umnebelt waren. Dass er blind sein durfte. Für alle diese Erfordernisse der Lebenswelt.

Er fragte mich, weshalb ich meine Schränke leer räumen würde. Und als ich ihm erklärte, dass ich morgen schon die Klinik verlassen würde, hatte es auf mich den Eindruck, als würde er diese Aussage gar nicht verstehen. Als überhöre er sie schlichtweg. Er rieb sich die Augen und stemmte seinen jungen, massigen Körper in die Senkrechte. Dann ließ er beide Beine vor seinem Bettrand baumeln und sah mich an.

„Ich muss bald gehen", wiederholte ich mich.

Er schloss kurz die Augen, als würde er konzentriert nachdenken, und fragte mich dann, ob man hier irgendwo ins Internet käme. Ich kniete mich vor meinen Rucksack hin und wuchtete die ungewaschenen Hemden in den Innenraum. Sie rochen nach nichts. Kein Schweiß. Kein Rauch. Nichts. Keine Ahnung, erwiderte ich. Plötzlich lächelte er mich an, als würde er es genießen, mich hier so am Werkeln zu sehen. Ich sah ihn erstaunt an und lächelte auch. In diesem Moment sah er wieder sehr ernst drein.

„Du hast mich doch schon öfters mit diesem blonden Mädchen aus unserer Station gesehen!?", wollte ich von ihm wissen.

„Ja ja. Ich weiß, wen du meinst. Die ist in meiner Ergotherapie-Gruppe", entgegnete er und räusperte sich ernsthaft.

Ich erklärte ihm, dass ich sie wahrscheinlich nicht mehr sehen würde, da ich schon morgen Vormittag entlassen würde. Und dann fragte ich ihn, ob er ihr vielleicht etwas ausrichten könnte, wenn er sie sähe. In einer solchen Angelegenheit war er meiner Meinung nach sehr verlässlich. Er wartete auch gespannt auf meine Anweisung. Ich dachte kurz nach, sah ihm dann mit festem Blick in die Augen und meinte, er solle ihr sagen, dass ich schon abgereist sei. Oder besser.. Ich korrigierte mich. „Sag´ ihr, dass ich frühzeitig hätte abreisen müssen."

Er verstand nicht, was diese Aussage bedeutete und wollte es von mir wissen. Ich sagte ihm, dass sie das schon verstehen würde. Weil sie solche Dinge immer verstanden hätte. Und sonst keiner. Er schwieg kurz und sah mich ungläubig an. Und weil er dachte, dass ich ihn für zu dumm halte, fügte ich hinzu:

„Es ist ein Roman."

„Wie?!", entgegnete er.

„Es ist ein Roman. Alles. Verstehst du!!"

Er sah mich noch verwirrter an und meinte dann:

„Ich weiß zwar nicht, was du damit meinst, aber ich werde es ihr ganz bestimmt ausrichten. In Ordnung?"

„Gut", sagte ich und sah ihn dankbar an.

Das Unverständliche meiner Nachricht schien ihm deren Wichtigkeit noch bedeutender erscheinen zu lassen, und das war gut so.

Weil er das Hieroglyphische nicht verstanden hatte, verstand er stattdessen mit einem Mal, dass ich ausziehe. Ich glaube, das ist öfters der Fall. Wenn Menschen etwas nicht verstehen oder nicht verstehen wollen, wird ihnen stattdessen irgendeine nebensächliche Lappalie verständlich. Sozusagen als Ausrede des Verstands. Das heißt, ihr Verstand wählt die kleinere Erkenntnis, um der größeren aus dem Weg gehen zu können.

Nachdem ich meinen Rucksack gepackt hatte, lehnte ich ihn neben den Kleiderschrank und sah nochmals mein Bett an. Was war nun eigentlich mein Problem gewesen? Die Ursache meiner andauernden Niedergeschlagenheit? Dieses eine große Ding, aus dem alle Übel geschüttet wurden. Über mich. Das, wofür ich Kopf und Kragen riskiert hatte, um es herauszufinden! Für das ich auch den Aufenthalt in einer psychiatrischen Klinik nicht gescheut hatte. Ich erinnerte mich an den Patienten, der mich und Anna einmal auf dem Gang begegnet war, und der ständig von der Pointe erzählt, die eine ganze Geschichte, einen Witz oder dergleichen mit einem Mal völlig anders aussehen lassen kann. Er sagte, es käme nur auf die Pointe an. Und auf den Zeitpunkt, an dem man sie endlich erfasse. Wenn ich meine Geschichte in dieser Klinik nun mit seinen seltsamen Ausführungen verglich, so muss ich sagen, dass ich die Pointe immer noch nicht richtig erfasst habe. Dass sich meine Geschichte aber nichtsdestotrotz völlig geändert hat. Alles wieder gangbar und denkbar war. Ein Tag in der Uni. Ein Weihnachten bei meinen Eltern. Ein Kurzurlaub in Prag. Die Pointe oder Ursache oder wie man es nennen soll, für meinen Zustand, kenne ich indes immer noch nicht. Die Frage nach ihr verschwindet einfach.

Wie hat Wittgenstein gesagt? Im Tractatus logico-philosophicus. Die Lösung eines Problems merkt man am Verschwinden dieses Problems. Satz sechs Punkt fünf zwo eins. Einfach und richtig bemerkt, Wittgenstein. Aber ist das wirklich eine geniale Einsicht. Jener feste Punkt, mit dessen Hilfe man die ganze Welt aus den Angeln heben könnte, muss doch gefunden werden. Das ist der Punkt, an dem ich die letzten Monate hing, wie an einem dünnen, alten, brüchigen Garn. Und jetzt schweigt er sich aus. Ich hoffe, ein anderer wird es finden. Das Ding, an dem alles Gute hängt und das Ding, an welchem alles Schlechte hängt. Denn es ist dasselbe. Das zumindest ist mir klar.

Der Freitag verlief wie gewohnt. Als der Weckdienst in mein Zimmer kam, war ich schon längst angezogen und gewaschen.

Beim Frühstück war Annas Platz leer.

Ich hörte das laute, dunkle Summen des Aquarienfilters, während ich mein Ei köpfte und die kleinen Eierschalenreste mit der Hand vom Eiweiß entfernte. Ich beobachtete, wie einer der Patienten den Aquariendeckel abgenommen hatte und den Sumatrabarben bunte Futterflocken einstreute. In seinen Bewegungen und in seinem Blick war nichts, was darauf hingedeutet hätte, dass ihm die Aquarienfische wichtig wären. Er sah auch nicht hinein, um zu prüfen, ob der Barbenschwarm das Futter annahm oder dergleichen. Und trotzdem erkannte ich in dieser Geste des Fischfütterns etwas sehr Großes und Zartes. Etwas, das er sich erhalten hatte, obwohl er sonst keine Hoffnung mehr in seinen Augen hatte. Die Reste eines Verhaltens, einer Gewohnheit. Als er den Aquariendeckel wieder geschlossen hatte, versuchte ich ihm zuzulächeln, um ihm zu zeigen, dass ich seine Fürsorge mitbekommen hatte. Er sah mich unwissend an und verschwand in seinem Zimmer.

Doktor Fink hatte ein letztes Treffen anberaumt. Keine Therapiestunde. Nur eine Art letztes Treffen eben. Ich war traurig irgendwie. Und zugleich voller Zukunftspläne. Denn ich konnte jetzt erstmals wieder auf Monate im Voraus planen.

Ich erlebte wieder Kontrolle. Die Möglichkeit des Vorauswissens. Das Sprechstundenzimmer von Doktor Fink war verschlossen. Um exakt 10:00 Uhr klopfte ich an seine Tür. Lauschte und wartete. Kein Doktor Fink. Ich wartete an die zwanzig Minuten, stehend, direkt neben seiner Tür, wie eine Art Leibwache. Eine Wache für einen Entschwundenen. Die Putzkolonne, die sich langsam den Gang hinaufarbeitete, kam immer näher. Schließlich wischten sie den Boden um mich herum. Ich wagte keinen Schritt von der Stelle. Weiß nicht. Vielleicht war Fink etwas zugestoßen.

Er ist niemand, der einen Termin vergisst. Die junge Putzfrau sah mich nicht an. Sie schien eine bestimmte, seltsame Art von Respekt vor mir zu haben. Den Respekt vor einem Nicht-Normalen, dessen unberechenbare beziehungsweise unwirsche Reaktionen sie nicht voraussagen konnte. Ich genoss ihn. An ihrer Gestik erkannte ich, dass sie mein komisches Stehenbleiben auf einer Stelle als psychische Marotte auslegte und es in diesem Zusammenhang völlig akzeptierte, ja sogar als normal befand. Ich verstärkte sie zudem noch in ihrer Einschätzung, indem ich meinen Blick besonders starr an eine leere Stelle der Wand heftete. Das Unnormale kann ganz schnell zum Normalen werden. Sie war kam aus der wahren Welt gekommen, die Putzfrau, und konnte ohne größere Probleme in unserer unwahren arbeiten und zurechtkommen, wenn sie nur das Unlogische als normal akzeptierte.

Normal für eine Psychiatrie. Hm!!

Als sie die Station verlassen hatte, entkrampfte ich mich

wieder und dachte daran, wie ich noch vor einigen Wochen jeden verdammten Menschen aus der normalen Welt beneidet hatte. Ausschließlich aufgrund der Tatsache, dass er oder sie ihren stinknormalen Verrichtungen nachgingen und nicht darüber nachdachten, was sie taten. Ich entschloss mich, in der Tagesklinik im Parterre nach Doktor Fink zu suchen. Während ich mit festem Schritt losging, und mich bemühte, einen epischen Blick aus meinen Augen auszusenden, fühlte ich wieder diese Nervosität von früher.

Wie kurz vor dem Aufbruch in ein anderes Land, vor dem Betreten einer riesigen Bühne. Ein mich zusammenziehendes, klirrendes Knistern. Ein Bersten von Zellen. Und gleichzeitig ein pompöses und prickelndes Ausdehnen meiner ganzen äußeren Oberfläche. Ich wäre am liebsten losgerannt und musste mich regelrecht zusammenreißen, nicht laut aufzujuchzen. Ich presste meinen rechten Daumen fest zwischen Mittel- und Ringfinger und ging äußerst konzentriert und ruhig und angespannt die Treppen hinunter. Ach ja. Und ich hatte meinen Rucksack dabei. Um gleich nach der Verabschiedung von Doktor Fink das Klinikgebäude zu verlassen. Hinauszugehen. Wie lässt sich das ausdrücken!? Ich weiß es nicht. Ich kann es nicht sagen. Ich hatte mich von keinem verabschiedet in unserer Station. Aber, wie gesagt, aus Prinzip. Aus Höflichkeit. Sie hatten es ja außerdem gestern am Tisch erfahren. Von mir persönlich. Was mich immer noch irgendwie störte. Ich weiß nicht. Konnte ich wirklich einfach hier herausspazieren?!

Ich sah beim Vorübergehen auf den Innenhof hinaus. Ich sah den kleinen Weg, der durch diese unwirkliche Gartenanlage führte. Den schmalen, künstlichen Bach, der da, wo er entsprang, über runde, einzementierte Steine in sein unscheinbares Bachbett floss. Die Brücke, die über ihn führte. Die gar nicht notwendig gewesen wäre. Man hätte nur einen extragroßen Schritt machen müssen. Über diesen Parcours war ich fast jeden Tag gegangen, als ich neu angekommen war, in der Klinik, in der ersten Woche. Der Park war die Welt gewesen. Und jetzt war er ein unbedeutender, unprätentiöser kleiner Innenhof mit ein paar Pflanzen, Bäumen und einem schmalen Weg. Und einer Brücke. Einer sinnlosen Brücke. Da sah ich plötzlich Fink auf mich zukommen. Er rief mir schon von weitem zu, dass es ihm leidtäte. Da aber ein unvorhersehbarer Notfall in der Ambulanz seine volle Aufmerksamkeit beansprucht habe, hätte er nicht einmal einer Schwester oder einem Pfleger sagen können, dass sie mir Bescheid geben sollten, und ich nicht so lange warten hätte müssen. - Korrekt wie immer. „Das macht nichts", beteuerte ich etliche Male und lachte ihn an. Meine Wundwinkel hoben sich so weit nach oben, dass ich fühlen konnte, wie sich mein Gesicht verspannte. Aber es war echt. Unverhinderbar.

„So. Dann geht es jetzt also nach draußen!!", sagte er aufmunternd, und es klang so, als wäre ich bereits weit weg von hier und nach mehreren Tagen nochmals in die Klinik zurückgekommen, um mich von ihm zu verabschieden.

„Ja", sagte ich unmissverständlich.

„Gut", bekräftigte er. „Wir werden uns wahrscheinlich nicht mehr wiedersehen!" Es klang sachlich, aber doch sehr freundschaftlich.

„Wahrscheinlich nicht", erwiderte ich. Und sah ihn erwartungsvoll an.

„Dann wünsche ich Ihnen noch alles Gute, Herr Renert!"

„Danke!", entgegnete ich ihm. „Und danke für alles, was Sie für mich getan haben."

„Es war interessant mit Ihnen. Das muss ich schon zugeben“, fügte er sehr vorsichtig hinzu.

„Das freut mich!“, erwiderte ich. „Das freut mich.“

Genau in dem Moment, als Fink sich umdrehte und weg ging, war es wieder da. Das Gefühl. Das Zerren meines Körpers nach unten. Ich wurde nicht gezogen. Ich zog selbst. Mich. Ein Zustand der Empfindung von Schwerkraft. Einer Schwerkraft, die der meines Körpergewichts weit überlegen war. Die dreihundert Personen meines Eigengewichts nach unten ziehen könnte. Ich konnte mich nicht mehr bewegen und stand im Eingangsfoyer der Hauptpforte des Klinikums. Direkt vor der petrolfarbenen doppelflügigen Eingangtür der Psychiatrie. Allein.

Und in diesem Augenblick: Das totale Verstehen des Nichts. Dass ich nichts war und sonst nichts war. Dass alles nichts war und nichts bleiben würde.

Ich.

Vor allem. Ich.

Nichts.

Weniger als Nichts.

Gar nichts.

Überhaupt nichts.

Ich, Fragezeichen, Ich. Nö!

Ich war allein.

So einsam, wie ich Anna zurück ließ, wie ich alle zurückgelassen hatte, die nicht in meine Welt passten. Anna. Ich habe sie ausgelöscht. Ihr Platz in meinem Kopf... Er war leer, aufgeräumt, sauber.

Irgendwohin, dachte ich mir. Ich muss irgendwohin gehen.

Auf der Stelle! Ich dachte an den Urlaub mit meinem Vater in Chioggia. Dass dort keine hohen Häuser gestanden hatten. Keines hoch genug. Ich befühlte den breiten, grob genoppten Riemen meines Rucksacks, den ich halb umgehängt hatte, und hörte plötzlich ein summendes Geräusch, hinter mir.

Ich drehte mich zur Tür des Klinikaufzugs um. Recht langsam.

Ich war schon einmal oben gewesen. Man hatte von dort eine wunderbare Aussicht auf die Theresienwiese und die angrenzenden Bürgerhäuser des Fin de siècle .

Ich drückte den Aufzugsknopf.

Ich wartete die längsten zwanzig Sekunden meines Lebens.

Kling!

Die Anzeige über der Tür sprang auf die Zahl Null.

Zero.

Die matt verschmierte Spiegelwand öffnete sich.

Lautlos.

Einladend.

Ich trat in die silber glänzende, seelenlose Aluminiumkabine des Aufzugs ein.

Die Tür schloss sich.

Nachwort

Andreas Keck und Periplaneta sind eine ungewöhnliche Kombination. Die allererste Gemeinsamkeit ist aber, dass sich jeder förmlich Löcher in den Bauch freute, weil er den anderen gefunden hatte. Nun ist es keine leichte Entscheidung für einen Autor, zu einem jungen Verlag zu gehen. Und deshalb möchte ich mich bei Andreas Keck für sein Vertauen im Namen aller Periplanetaner bedanken. Was seinen Protagonisten betrifft, bemühte ich mich lange vergeblich, ihm Sympathien entgegenzubringen. Doch auch er würde mich wohl gar nicht leiden können, denke ich. Im Verlauf von „Schneeblind“ entwickelte sich dann so etwas, wie eine Beziehungsarbeit, die ihn, und das war dann auch der Grund meiner Begeisterung für dieses Projekt, auf eine fast schon rührende Art menschlich werden ließ.

Stereotype sucht man im Kosmos des Andreas Keck vergeblich; auch Patrioten und Helden sind nirgends zu sehen. Und weil die uns ja in Heerscharen aus Filmen und sogenannten Bestsellern die Wohnungstür einrennen, machte dies „Schneeblind“ fast schon zu einem Gegenentwurf.

Eigens für „Schneeblind“ würde ein ebenso unkonventionelles Lied in Auftrag gegeben, welches nun die Geschichte auf allen ihren Wegen beleiten soll. Wenn es sein muss, bis zur Kinofassung. Stolz kann ich behaupten, dass aus „Schneeblind“ etwas wirklich Großes geworden ist, mit dem alle glücklich sind. Autor, Verlag und ich hoffe auch Sie.

Fragen und Anregungen sind uns sehr willkommen. Schreiben Sie an hq@periplaneta.com.

Thomas Manegold

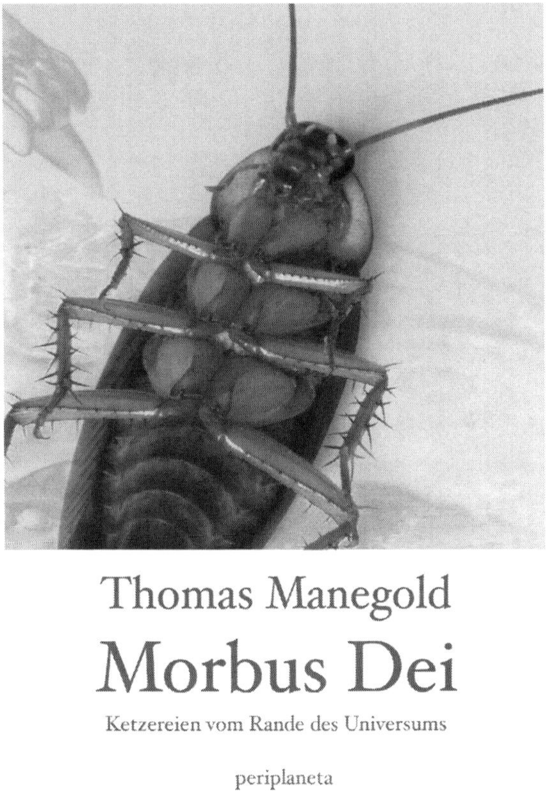

Aus dem Verlagsprogramm:

„Morbus Dei"

Diese konzeptionelle Kurzgeschichtensammlung ist die mittlerweile vierte Veröffentlichung des Periplanetaners und Kult-Autors Thomas Manegold. Er wirft immer gern ein kritisches und sarkastisch zwinkerndes Auge auf die alltägliche Abgründe und verbindet diese mit humorvoller Fiktion und anderen Metaebenen. 147 Seiten im hochwertigen Paperback als mattierte Englisch Broschur.

Morbus Dei - Die Krankheit Gottes...

Gott hat Mensch- und Thomas Manegold ist der Gott im weißen Kittel, der uns mit fast schon chirurgischer Präzision die einzelnen Symptome seiner Krankheit darlegt. Anhand von sechsundzwanzig Kurzgeschichten - also nicht gerade ein einfaches Krankheitsbild - werden die Abgründe und Irrwitzigkeiten der Menschheit genauer beschrieben. Er macht das mit derselben gespannten Neugierde, mit der auch kleine Jungen Frösche bei lebendigem Leib aufschneiden, um zu sehen, ob sie innen genauso grün sind wie außen. Aber nachdem der Berliner Autor schon nicht mehr grün hinter den Ohren ist, bleibt es nicht nur bei dieser Neugierde sondern er stellt sich und dem Leser dabei auch noch existenzialistische Fragen. Philosophische Probleme werden zu Kurzgeschichten und Kurzgeschichten werden zu philosophischen Problemen. Aber man muss sich nicht dafür interessieren, damit die Geschichten funktionieren. Denn sie sind voller schwarzem Humor und gespickt mit einem üblen Sarkasmus, den der Autor seinem scharfen Beobachtungssinn zu verdanken hat. Alleingelassene Familienväter, schizophrene Michael Ende Fans, frustrierte Krankenpfleger und chinesische Parteifunktionäre kommen gleichermaßen zur schonungslosen Sozialstudie unter die voyeuristische Lupe. Und der Leser kann ihren kleinen und großen Exzessen folgen, sensationsgeil beobachten, wer mit wem, wer gegen wen und warum. Das Wieso ist schlussendlich die bittere Würze obendrauf.

Die Protagonisten sind, obwohl jeder seinen eigenen Abgrund hat, immer irgendwie miteinander verbunden, manchmal sehr lose und manchmal hängt nur ein wenig Lebensfaden dazwischen. Deshalb macht es auch so einen Spaß, in dem 147seitigen Buch hin und her zu blättern, die Sprünge mitzuverfolgen und sich zu fragen, wie um alles in der Welt es der Wahlberliner geschafft hat, bei so viel Komplexität der Handlungen die Übersicht zu wahren. Denn die Geschichten spielen zwischen 1999 und dem Jahr 3043, zwischen heute und der fernen

Zukunft, in der sich die Vergangenheit wiederholt:

Sergeant Thade (bekannt aus Tim Burtons Film „Planet der Affen“) möchte nach der Übernahme der Erde Gott spielen und sie nach seinem Sinne neu erschaffen. So gibt er den bibelgleichen Auftrag an die Affen Adolf und Eva weiter, sich die Erde untertan zu machen. Die sich dann auch gleich Gedanken machen, wie sie auf einem total bewaldeten Planeten Autobahnen bauen könnten...

Eigentlich wäre diese Geschichte, wie einige andere auch, mit ihrer Metaphorik und Mehrdeutigkeit eine hervorragende Romanvorlage. Doch auf wenigen Seiten zusammengefasst ist es ein Extrakt schillernder Genialität und Phantasie.

Doch das Beste habe ich noch gar nicht erwähnt: Die Rahmenhandlung, das Chatprotokoll!! Gott spielt nämlich Genesis 4.0 und die Geschichten sind Teil des Spieles. Er unterhält sich mit anderen im Forum und holt sich Tipps vom Admin, denn es ist schwer, ein Gott zu sein, wenn in einem virtuellen Spiel die Charaktere ein hochgeladener Teilaspekt des Spielers sind und obendrein auch noch mitdenken. Man ist kein einfacher Zocker, sondern eben „Lenker“ und vor Überraschungen nicht gefeit. Deshalb gibt es beispielsweise bei Überbevölkerung das Aids-Update und auch Mal Unmutsbekundungen beim Admin, wenn schon wieder so ein Idiot aus Genesis 4.0 irgendetwas im Namen Gottes angestellt hat...

Bei all der Ernsthaftigkeit der Geschichten sind die ihnen nachgestellten Protokolle, die sich immer mit deren Thema beschäftigen, einfach nur skuril, komisch und witzig. Man lernt Gott einmal von einer ganz anderen Seite kennen.

"Morbus Dei- Ketzereien vom Rande des Universums" ist skandalös, literarisch wegweisend und eine Offenbarung - das würde zumindest Moses P. aus dem Propheten-Forum dazu sagen.

Marion Alexa Müller

Besuchen Sie unsere Verlagsseite und den Online Shop:

www.periplaneta.com

Besuchen Sie den Autor im Internet:

www.andreaskeck.de

Entdecken Sie das Lied zum Buch:
www.zip-tone.de

Zip Tone „Snowblind“

... und natürlich:

Chris Isaac „Blue Hotel“